编写委员会

主　审：金东洙
主　编：崔占军　李明善　刘中华
副主编：赵凯冰　刘芳

编　委：（按姓氏笔画排列）
　　　　李明善　　　　郑州西亚斯学院
　　　　刘　芳　　　　河南大学
　　　　刘中华　　　　河南大学
　　　　陈丹丹　　　　河南大学
　　　　赵凯冰　　　　开封大学医学部
　　　　崔占军　　　　河南大学

绘　图：庞荟深　王润兰　黄滢飒　刘银秀
　　　　秦梦真　陈　琳

河南大学一流本科教育规划教材

口腔局部解剖学

主　编　崔占军　李明善　刘中华
副主编　赵凯冰　刘　芳

河南大学出版社
HENAN UNIVERSITY PRESS
·郑州·

图书在版编目(CIP)数据

口腔局部解剖学/崔占军,李明善,刘中华主编.—郑州:河南大学出版社,2020.6

ISBN 978-7-5649-4343-1

Ⅰ.①口… Ⅱ.①崔…②李…③刘… Ⅲ.①口腔科学—局部解剖学 Ⅳ.①R322.4

中国版本图书馆CIP数据核字(2020)第109186号

责任编辑 李亚涛
责任校对 郑 鑫
封面设计 马 龙

出版发行	河南大学出版社
	地址:郑州市郑东新区商务外环中华大厦2401号
	邮编:450046
	电话:0371-86059750(高等教育与职业教育分公司)
	0371-86059701(营销部)
	网址:hupress.henu.edu.cn
排 版	河南大学出版社设计排版部
印 刷	广东虎彩云印刷有限公司
版 次	2020年7月第1版
印 次	2020年7月第1次印刷
开 本	787mm×1092mm 1/16
印 张	10.75
字 数	229千字
定 价	36.00元

本书如有印装质量问题,请与河南大学出版社营销部联系调换

目　　录

前言 ··· 1

第一篇　口腔颌面部颈部系统解剖

绪论 ··· 1
第一章　口腔颌面颈部骨 ··· 3
　　第一节　上颌骨 ···4
　　第二节　下颌骨 ···9
　　第三节　其他口腔颌面颈部相关骨 ······································· 13
第二章　颞下颌关节 ·· 18
第三章　口腔颌面颈部肌 ··· 25
　　第一节　表情肌 ·· 25
　　第二节　咀嚼肌 ·· 27
　　第三节　颈部肌 ·· 30
　　第四节　舌、咽、腭、喉部肌 ··· 33
第四章　口腔颌面颈部血管 ··· 37
　　第一节　动脉 ·· 37
　　第二节　静脉、淋巴 ·· 41
第五章　口腔颌面颈部神经 ··· 46
　　第一节　三叉神经 ··· 46
　　第二节　面神经、舌咽神经及舌下神经 ································· 51
第六章　唾液腺 ·· 57

第二篇　口腔颌面颈部局部解剖

第七章　面部局部解剖 ·· 61
　　第一节　面部分区及表面解剖 ·· 61
　　第二节　面部皮肤、表浅肌肉筋膜系统及支持韧带 ·················· 74
　　第三节　眶区 ·· 75
　　第四节　腮腺咬肌区 ·· 78
　　第五节　面侧深区 ··· 85
　　第六节　面部及口腔蜂窝组织间隙及其交通 ··························· 88
　　第七节　面部局解操作 ··· 93

· 1 ·

第八章 颈部局部解剖 · 97
第一节 概述 · 97
第二节 层次解剖 · 102
第三节 颈前区 · 109
第四节 胸锁乳突肌区 · 114
第五节 颈后三角 · 118
第六节 颈部解剖操作 · 121

第九章 口腔局部解剖 · 125
第一节 概述 · 125
第二节 唇 · 127
第三节 颊 · 129
第四节 舌 · 131
第五节 舌下区 · 135
第六节 腭 · 137

第十章 颅部局部解剖 · 142
第一节 颅顶 · 142
第二节 颅底 · 147
第三节 颅部解剖操作 · 152

前　言

本教材为河南大学双一流建设本科阶段第一批适用教材,主要供高等医药院校口腔医学专业五年制学生使用,也适合口腔进修生和临床口腔医务工作者参考借鉴。

早在2015年初,全国本科教学评估专家组在对河南大学实施教学评估时就已指出:口腔医学专业是河南大学历史悠久的传统医学专业,但一直未见开设《口腔局部解剖学》这门课程,在全国同类医学院校中也鲜见开设,更无现成教材可以使用。我校自2017年9月始开设了《口腔局部解剖学》课程,同年河南大学进入"双一流"建设高校行列。2019年为稳步推进学科建设工作,扎实推进学科内涵建设,圆满完成一流学科建设目标,本教材获批面世。

本教材的特点包括:一是所有编者为长年深耕于口腔解剖学教学一线的精英教师,有丰富的教学和临床实践经验。二是内容系统、完善,内涵丰富。涵盖了人体口腔、颌面、颈部诸部位解剖结构、层次关系和器官形态,共分为两大部分:第一部分为口腔颌面颈部系解部分,第二部分为口腔颌面颈部局解部分,两部分共10章。三是结构严谨,实用性强。插图丰富,为开阔学生视野,扩大知识面,提高学习兴趣和综合职业素质,还配有知识链接内容。四是本教材的出版,填补了目前国内此领域无教材可用的空白,使口腔医学专业学生能够用较少的时间系统完整地学习口腔局部解剖学内容,为学习后续的本专业知识奠定良好的基础。

在本书的编写过程中得到了参编单位有关领导和许多专家教授的大力支持,在此向他们表示衷心的感谢。由于编者水平有限,参编教师在任务重的情况下,编写难免有错误疏漏之处,恳请广大师生批评指正。

崔占军

2020年3月

绪　　论

解剖学(anatomy)是一门古老的形态科学,随着科学技术的进步,研究方法的更新,相关学科的渗透,已经发展成为包括细胞学(cytology)、组织学(histology)、胚胎学(embryology)、体质人类学(physical anthropology)、系统解剖学(systemic anatomy)、局部解剖学(topographic anatomy)、比较解剖学(comparative anatomy)、神经解剖学(neuroanatomy)和应用解剖学(applied anatomy)等多种学科。应用解剖学着重于解剖学在各个领域的应用,派生出运动解剖学(sports anatomy)、艺术解剖学(artistic anatomy)、人体工程学(human engineering)、影像解剖学(iconographical anatomy)、放射线解剖学(radiologic anatomy)、外科解剖学(surgical anatomy)、断层解剖学(sectional anatomy)、口腔局部解剖学(oral topographic anatomy)、美容解剖学(calleidic anatomy)等很多分支学科。口腔局部解剖学是应用解剖学基础,是基础医学与临床医学的桥梁科学,是临床医学专业的必修课程。

一、口腔局部解剖学的范畴

随着科学技术的进步和解剖学的不断发展,根据研究对象、研究目的和知识结构的不同,局部解剖学逐渐从人体解剖学分支出来,成为专门学科。局部解剖学涵盖着表面解剖学、层次解剖学、断层解剖学、应用解剖学等。而应用解剖学是与医学临床关系密切的学科合称。

表面解剖学是研究人体表面形态结构及其发展规律的科学,可广泛应用于临床医学、运动医学和美术学等。层次解剖学是研究人体层次结构相关的科学,是学习局部解剖学的基础。断层解剖学是研究人体各局部或器官的断面形态结构的科学,与CT、超声诊断、磁共振等现代医学影像技术密切相关。

应用解剖学是从外科学应用角度研究人体形态结构及器官之间相互关系的科学。外科学领域是应用解剖学研究的主战场。在外科学体系发展过程中,新的分支学科如雨后春笋。各种新专科手术的创新和改进,对形态学基础理论均有新的要求。凡是手术局部结构复杂、功能意义重大、诊治要求精确的部分,都需要大量局部解剖学的深入研究。例如,脊柱外科、颈椎病、肝外科、胆外科、胰外科、食管外科、胃肠外科、大肠肛门外科、腹腔镜外科、关节镜外科、腔内泌尿外科、内窥镜心外科、内外固定、髋关节外科、膝关节外科、小儿麻痹后遗症外科、周围血管外科和立体定向神经外科等专科都是范围较小、内容很深的局部解剖学议题。现代外科学朝着有限化(缩小手术范围)、显微化(显微镜下操作)和取代化(用生物或非生物材料取代病变器官或组织)发展趋势,对许多形态学研究提出更高的要求。只要临床医学还在发展前进,局部解剖学也必须与其同步前进。

由于医疗设备的科学技术进展惊人,影像学诊治仪器日新月异,影像解剖学应运而生,与传统的放射线解剖学相比,其内容更加丰富。尤其是CT、B型超声诊断、磁共振影像(magnetic resonance imaging)、超声单光子发射断层扫描(SPECT)和数字减影血管造影(DSA)等临床诊疗领域的局部解剖学内容和断层解剖学内容。介入放射学(interventional radiology)的发展,又扩大了影像医学的临床治疗范围。在这些新领域中,均孕育着不少局部解剖学和影像解剖学的研究方向。解剖学研究结合影像技术手段,产生了许多新内容,提出了一些新概念。影像学技术在人体的静态与动态、形态与质量、正常与异常等方面,均拓宽了研究探索的内容。

口腔局部解剖学作为局部解剖学一个重要分支,主要研究头部、面部、口腔及颈部层次和器官形态,辨识其结构特点及毗邻关系,掌握与口腔关系密切的肌肉、血管、神经的走行及支配,从而为口腔临床医学课程奠定必要的基础。

二、口腔局部解剖学的学习方法

学习口腔局部解剖学,必须将系统解剖学的基本理论和口腔局部解剖学的基本知识同临床实际联系起来,亲自动手进行尸体解剖操作。尸体解剖操作是学习口腔局部解剖学的最重要的方法,在人体口腔颌面颈部各局部的实地解剖过程中,要把解剖层次、解剖位置、解剖毗邻、解剖结构与临床常见病、多发病的诊断和治疗联系起来。口腔局部解剖学的学习应该端正学习态度,认真做好预习,严格解剖操作,仔细观察辨认。

1. 端正学习态度 重视尸体解剖操作,珍惜尸体解剖操作机会,认真进行尸体解剖操作。要勤动手、善观察、多动脑,加强讨论和总结,充分利用尸体,学好临床应用解剖学。

2. 认真做好预习 预习是提高课堂效果的必要准备,也是解剖操作正确顺利进行的保证。在解剖操作之前,要认真阅读教材和图谱,了解解剖操作内容和难点,复习相关的系统解剖学知识。

3. 严格解剖操作 解剖操作要严肃、认真,严格按照规定的解剖步骤和操作规范。既要解剖清楚、暴露充分,又不可盲目切割、草率行事。

4. 仔细观察辨认 观察和辨认解剖结构是学习口腔局部解剖学的根本目的。要边解剖,边观察,注意辨认,紧密联系临床实际进行综合分析。

(河南大学　崔占军)

第一篇 口腔颌面部颈部系统解剖

口腔颌面颈部的上界是眉间点、眶上缘、颧弓、乳突、上项线及枕外隆突的连线,下界为胸骨颈静脉切迹、胸锁关节、锁骨、肩峰和第7颈椎棘突的连线。

口腔颌面部颈部系统解剖的主要内容包括骨、颞下颌关节、肌、神经、血管和淋巴组织等。

第一章 口腔颌面颈部骨

口腔颌面颈部骨主要包括颅骨和颈椎。

颅骨分为脑颅骨和面颅骨两部分。面颅骨共15块,其中成对的有:上颌骨、鼻骨、泪骨、颧骨、腭骨及下鼻甲,呈对称性排列;不成对的有:犁骨、舌骨及下颌骨。上述面颅骨构成颌面部的基本轮廓,并作为软组织的支架,主要介绍上颌骨和下颌骨。脑颅骨8块,其中成对的有:顶骨、颞骨;不成对的有:额骨、枕骨、蝶骨、筛骨。蝶骨、颞骨等因与口腔临床关系密切,一并在本节中叙述。

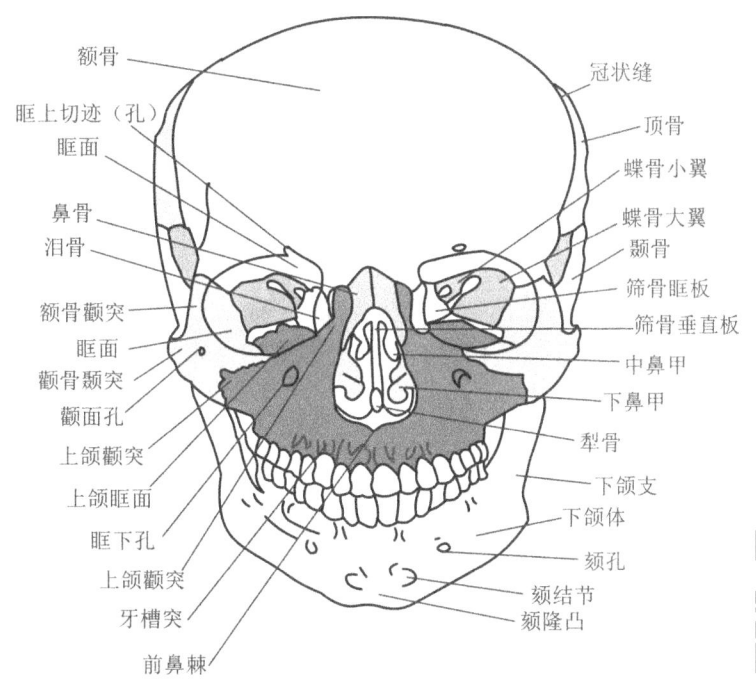

图 1-1 颅骨前面观

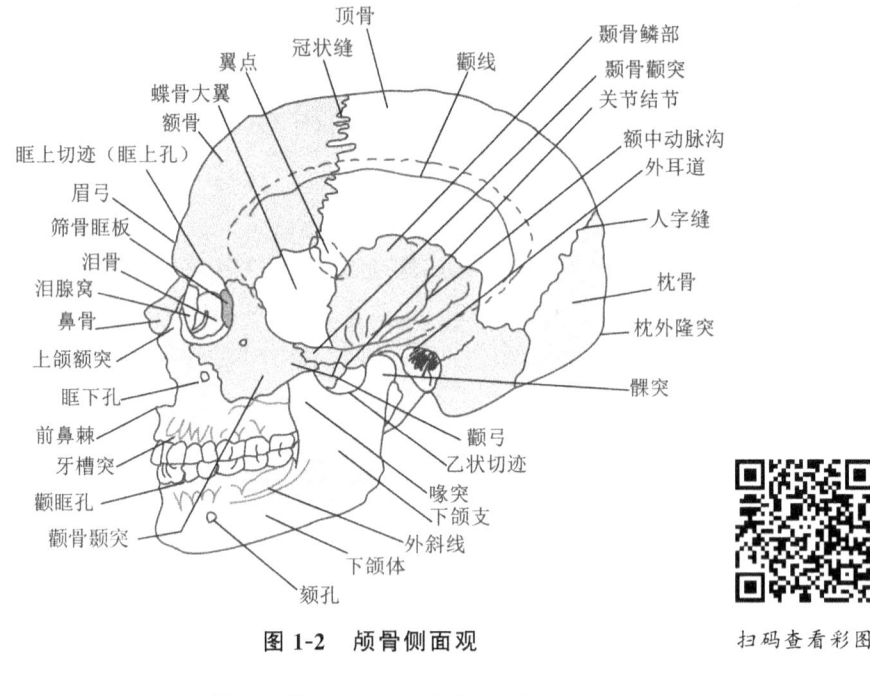

图 1-2 颅骨侧面观

扫码查看彩图

第一节 上 颌 骨

上颌骨(maxilla)位于颜面中部,为成对的面颅骨。参与眶腔下壁、口腔上壁、鼻腔下壁及侧壁、颞下窝和翼腭窝前壁等的构成。上颌骨可分为一体四突。

一、上颌体

上颌体(body of maxilla)分为前、后、上、内四面,上颌体内有上颌窦。

1. 前面

又称脸面。上界为眶下缘,在眶下缘中点下方约 0.5cm 处有椭圆形的眶下孔,孔内有眶下神经、血管通过,眶下孔向后上外方通入眶下管,在行眶下神经阻滞麻醉时应注意此方向。在眶下孔下方骨面有一浅窝,称尖牙窝,上颌窦手术时常由此进入窦腔。内侧界可见大而锐利的鼻切迹,两侧鼻切迹形成梨状孔。下界为牙槽突。后界为颧突和颧牙槽嵴(图 1-3)。

2. 后面

又称颞下面,参与颞下窝和翼腭窝的构成。在上颌体的后面与前面的移形处有突起的颧牙槽嵴,在面部和口腔前庭均可触及,是行上牙槽后神经阻滞麻醉的重要标志。后面下部有较粗糙的圆形隆起,称上颌结节,为翼内肌浅头的起始处。后面中部,即上颌结节的上方有数个小孔,称为牙槽孔,有上牙槽后神经、血管通过。在行上牙槽后神经阻滞麻醉时,麻醉药应注入牙槽孔周围(图 1-3)。

3. 上面

又称眶面,构成眶下壁的大部分。其后缘中部有眶下沟(infraorbital groove),

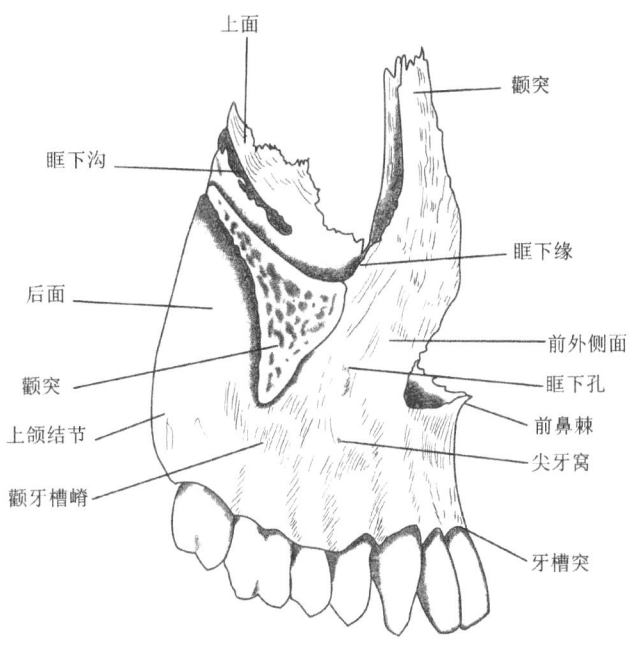

图 1-3 上颌骨前外侧面

向前、内、下通眶下管，该管以眶下孔开口于上颌骨体的前面。眶下沟、眶下管向下各发出一牙槽管，内有上牙槽神经和血管通过。眶下管长约 1.5cm，进行上牙槽神经阻滞麻醉时，不可进针过深（图 1-3）。

4. 内面

又称鼻面。内面上有三角形的上颌窦裂孔通向鼻腔（图 1-4）。

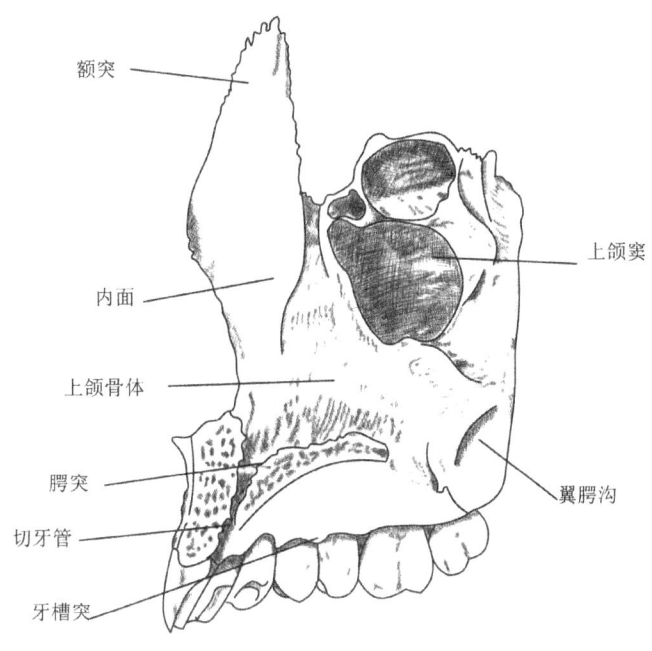

图 1-4 上颌骨内侧面

二、四突

上颌骨的四突为额突、颧突、腭突和牙槽突。

1. 额突

额突(frontal process)的上、前、后缘分别与额骨、鼻骨和泪骨邻接,参与泪沟的构成,在上颌骨骨折累及鼻腔和眶底时,复位操作应注意保证鼻泪管的通畅。

2. 颧突

颧突(zygomatic process)向外上与颧骨相接,向下至上颌第一磨牙处形成颧牙槽嵴(zygomaticoalveolar ridge),为上颌骨前、后面的分界标志。

3. 腭突

腭突(palatine process)为上颌骨向内侧的突起,两侧上颌骨腭突在中线对接,形成腭中缝(midpalatal suture),参与构成口腔顶部和鼻腔底部并组成硬腭的前3/4。在上颌中切牙的腭侧,腭中缝与两侧尖牙连线的交点上有切牙孔(incisive foramen),向后上通入切牙管(incisive canal),管内有鼻腭神经、血管通过。在麻醉鼻腭神经时,麻醉药可注入切牙孔或切牙管内(图1-5)。

4. 牙槽突

牙槽突(alveolar process)又称牙槽骨。为上颌骨包绕牙根周围的突起部分。牙槽突内、外骨板为骨密质,二者之间为骨松质。牙槽突的下缘游离,有容纳牙根的深窝,称为牙槽。尖牙的牙槽窝最深,磨牙的最宽。牙槽入口的边缘称牙槽嵴,略与牙颈线的外形一致。两牙槽之间的牙槽骨称牙槽间隔。容纳分叉牙根之间的牙槽骨称牙根间隔。上颌牙槽突与腭骨水平部共同构成腭大孔(greater palatine foramen),有腭前神经通过。腭大孔一般位于上颌第三磨牙腭侧牙槽嵴顶至腭正中缝弓形连线的中点(图1-5)。

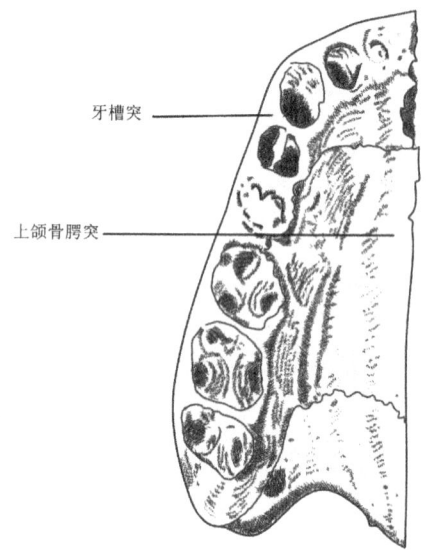

图1-5 上颌骨腭突及牙槽突

上颌骨牙槽的唇颊侧与腭侧的骨板厚度不同,一般是唇颊侧骨板均较腭侧薄,并有许多小孔通向骨松质,故临床行上颌牙、牙龈、牙槽骨治疗或手术时,可采用局部浸润麻醉。另外在拔除前牙时,向唇侧用力则阻力较小。但上颌第一磨牙颊侧骨板因颧牙槽嵴而增厚,上颌第二磨牙根远中面的骨质疏松。了解上述情况,有利于拔牙的脱位运动。

链接:

牙槽突为全身骨骼中变化最显著的部分。尤其是上颌骨的牙槽突,其变化与面部的发育、牙的萌出与脱落、咀嚼功能及牙移动有密切关系。该变化反映出骨组织的改建过程。临床上根据牙槽骨的这种生物学特性,对牙位畸形进行正畸治疗,使其向正常位置移动,从而达到正常咬合的目的。当牙脱落,牙列缺失后,咀嚼功能减退,残留的牙槽骨不断地萎缩吸收,使其高度降低并失去原有形状。由于上颌骨牙槽突被吸收,致使牙槽弓越来越小,从而下颌骨明显地突出于上颌之前。

三、上颌窦

上颌窦(maxillary sinus)为位于上颌骨体内的锥形空腔,是鼻旁窦中窦腔最大的一对,平均容积为 13 mL。上颌窦开口于中鼻道半月裂孔,由于其开口位置较窦底高,所以上颌窦炎症液体渗出时,不易引流。上颌窦的 6 个壁分别为:前壁为上颌体的前面,其中份即尖牙窝处,骨质最薄,常作为手术入路,炎症时,此处可有压痛;后壁为上颌体的后面;上壁为眶下壁,亦较薄,上颌窦炎症或肿瘤可经此壁累及眶腔;下壁为牙槽突,由前向后盖过 $\underline{8-5|5-8}$ 的根尖,此处骨质菲薄,且约有 20% 牙槽窝与窦底相通,尤以第一二磨牙多见,故牙根感染常引起牙源性上颌窦炎,在拔除上述各牙及摘除断根时,应避免穿通窦壁造成口腔上颌窦瘘,或者把断根推入上颌窦内;内侧壁邻近中、下鼻道,下鼻道上份骨质较薄,临床常经下鼻道前部进行上颌窦穿刺(图 1-6)。

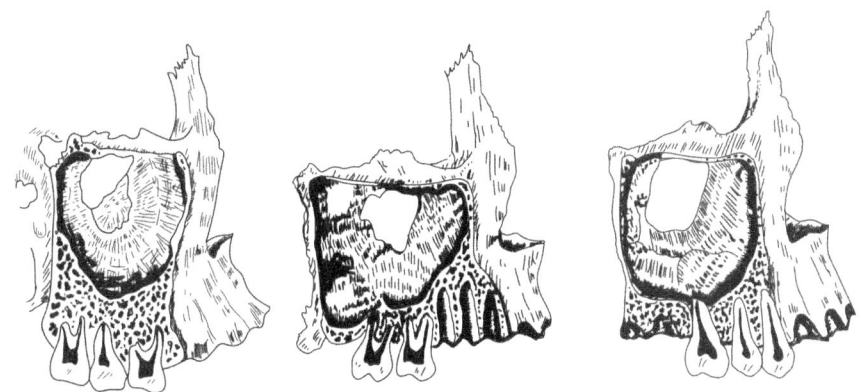

图 1-6 上颌窦下壁与牙根的关系

四、支柱及支架结构

上颌骨与咀嚼功能关系密切,在承受咀嚼压力明显的部位,骨小梁密集排列,从而更好地将将咀嚼压力传导至颅底,由此形成三对主要的咀嚼压力传导路径即支柱,均起自上颌骨牙槽突,上达颅底。

1. 尖牙支柱

又称鼻额支柱,主要将尖牙区的咀嚼压力经尖牙区的牙槽突向上沿上颌骨额突及眶内缘传至额骨。

2. 颧突支柱

主要将第一磨牙区的咀嚼压力经起自第一磨牙的牙槽突、颧牙槽嵴向上传至颧骨后分为两支,一支经眶外缘至额骨,另一支向外后经颧弓至颅底。

3. 翼突支柱

主要将磨牙区的咀嚼压力经由蝶骨翼突与上颌骨牙槽突的后端传至颅底。

在上述的三大支柱间有横行的连接支架,诸如眶上弓、眶下弓、鼻骨弓等。这些结构使上颌骨及其邻骨能够承受相当大的咀嚼压力,但在受到暴力的情况下,常可造成上颌骨及其邻骨的同时破损,甚至波及颅脑。上颌骨骨折时,骨折线亦与上述结构特点有关(图 1-7)。

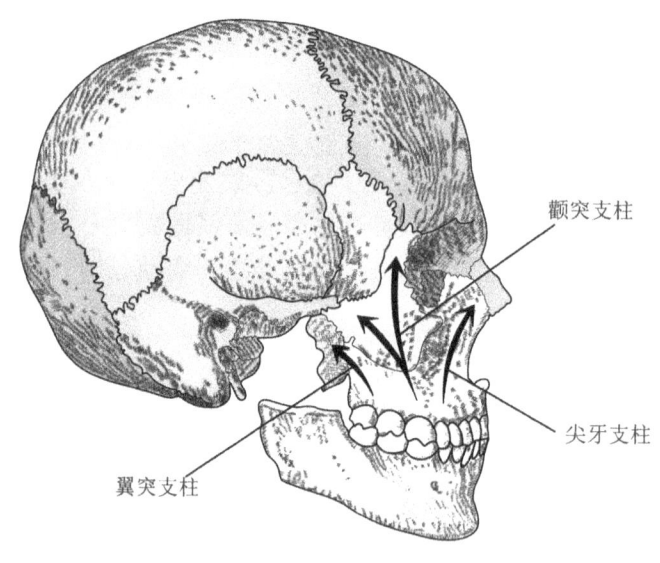

图 1-7 颌面骨支柱结构

扫码查看彩图

五、上颌骨的神经支配、血液供应及淋巴引流

上颌骨主要由上颌神经支配。其血液供应主要来自上颌动脉的分支眶下动脉、上牙槽后动脉、腭降动脉、翼腭动脉等,血液供应较下颌骨丰富,故抗感染能力较强,骨折愈合较下颌骨迅速,但外伤出血也较多。淋巴引流可至咽后、下颌下及颈外侧深淋巴结。

六、上颌骨的薄弱部位

上颌骨内有上颌窦腔,四周与眶、鼻腔、口腔等相邻,又因骨质疏密厚薄不一、连接的骨缝多、牙槽窝的深浅大小不一等因素,产生了解剖结构上的薄弱环节,主要有三处:

1. 上颌骨 Le Fort Ⅰ 型骨折线

从梨状孔下部平行牙槽突底部经上颌结节至蝶骨翼突,即临床上的上颌骨 Le Fort Ⅰ 型骨折线。

2. 上颌骨 Le Fort Ⅱ 型骨折线

通过鼻骨、泪骨、颧骨下方至蝶骨翼突,即临床上的上颌骨 Le Fort Ⅱ 型骨折线。

3. 上颌骨 Le Fort Ⅲ 型骨折线

通过鼻骨、泪骨、眶底、颧骨上方至蝶骨翼突,即临床上的上颌骨 Le Fort Ⅲ 型骨折线。

第二节 下 颌 骨

下颌骨(mandible)是颌面部骨中唯一能活动的骨,通过髁突与颞骨关节面构成颞下颌关节。下颌骨呈马蹄形,分为一体两支。

一、下颌体

下颌体(mandiblar body)呈弓形,位于下颌骨的中间部,有上、下两缘及内、外两面(图 1-8)。

1. 上缘

上缘(upper border)又称牙槽突。有容纳下颌牙的牙槽,牙槽间也以牙槽间隔相隔。牙槽突的内、外板均较厚,除切牙区外,骨壁上很少有通向骨松质的小孔,在拔除下颌牙或进行下牙槽的外科手术时,除切牙区可采用局部浸润麻醉外,一般均采用神经阻滞麻醉(图 1-9)。

下颌前牙唇侧骨板较舌侧薄,下颌前磨牙唇、舌侧骨板厚度相当,下颌磨牙颊侧骨板较厚。

2. 下缘

下缘(inferior border)圆钝,为下颌骨骨质最致密处,为颈部的上界,常作为下颌下区手术切口的定位标志。

3. 外面

外面(lateral surface)中线处可见正中联合,是胚胎发育时两侧下颌突的连接处,其前下方有凸向前的颏隆凸。正中联合两旁近下颌体下缘处,左右各有一隆起,称为颏结节。自颏结节向后上方有一与下颌支前缘相连的骨嵴,称为外斜线。

在外斜线上方,下颌第二前磨牙或第一、二前磨牙之间的下方,下颌体上、下缘之间略偏上方处有颏孔,成人颏孔多朝向后、上、外方,孔内有颏神经、血管通过,为颏神经阻滞麻醉的部位(图1-8)。

4．内面

内面(medil surface):近中线处,有上、下两对突起,分别称为上、下颏棘,分别为颏舌肌和颏舌骨肌的起点。自下颏棘下方斜向后上与外斜线相应的骨嵴,称为内斜线或下颌舌骨线,为下颌舌骨肌的起点。内斜线上方,颏棘两侧有舌下腺窝,内斜线下方,有二腹肌窝,二腹肌窝的后上方有下颌下腺窝(图1-10)。

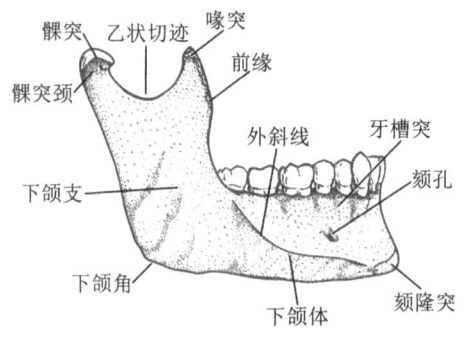

图1-8 下颌骨外侧面

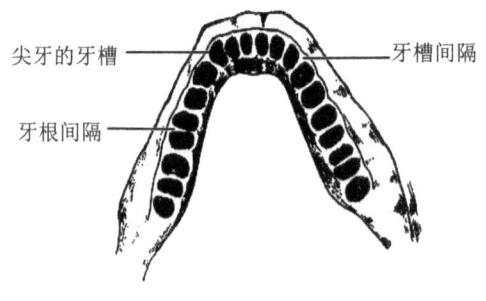

图1-9 下颌骨牙槽

二、下颌支

下颌支(mandibular ramus)为长方形骨板,可分为内、外两面,前、后两缘及喙突、髁突两个突起。

1．喙突

喙突(coracoid process)又称冠突,呈三角形,有颞肌和咬肌附着,颧骨骨折可压迫喙突,影响下颌运动。

2．髁突

髁突(condylar process)又称关节突,上端膨大部为下颌头,与颞骨下颌窝和关节结节构成颞下颌关节。髁突下部变细,称为髁突颈部,为下颌骨的薄弱区,其前上方有小凹陷,称为关节翼肌窝。

髁突与喙突之间有下颌切迹,有咬肌血管、神经通过。

3. 内面

其中央略偏后上方处有下颌孔(mandibular foramen),开口朝向后上方。孔的前方有下颌小舌(lingula),为蝶下颌韧带附着处。孔的后上方有下颌神经沟,下牙槽神经、血管通过此沟进入下颌孔。行下牙槽神经阻滞麻醉经口内注射时,麻醉药应注射到达下颌孔上方约1cm处。在下颌孔的前上方,有下颌隆突。此处由前向后有颊神经、舌神经和下牙槽神经越过。下颌孔的下方有一向前下的沟称为下颌舌骨沟(mylohyoid groove),沟内有下颌舌骨神经、血管经过。下颌小舌的后下方骨面比较粗糙,称为翼肌粗隆,为翼内肌的附着处。在内侧面的前部,可见由喙突内侧面起始的骨性隆起,向前下一分为二到达最后磨牙的牙槽后缘,称为颊肌嵴,为颊肌起点之一。由二分的颊肌嵴与牙槽后缘之间所围成的三角,称为磨牙后三角(图1-10)。

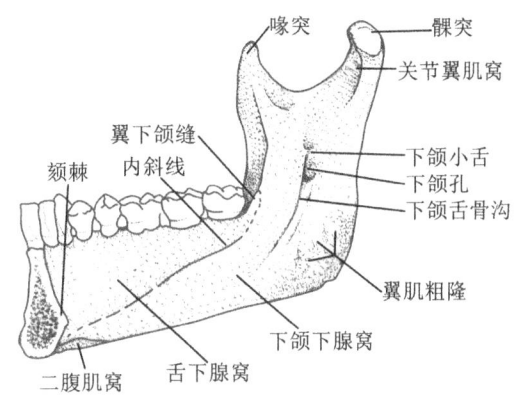

图1-10 下颌骨内侧面

扫码查看彩图

4. 外面

外面的下方骨面比较粗糙,称为咬肌粗隆,为咬肌的附着处。外面的上中部骨面略有突起,称为下颌支外侧隆突(图1-8)。

下颌支后缘与下颌体下缘的移行处名为下颌角(mandibular angle),此处有茎突下颌韧带附着。

三、下颌管

下颌管(mandibular canal)为位于下颌骨骨松质间的骨密质管道。在下颌支内,该管行向前下,至下颌体内则几乎呈水平向前,在经过下颌诸牙槽窝下方时,发出小管到各个牙槽窝,有下牙槽神经、血管通过。下颌管前端经颏管与颏孔相接,有颏神经、血管通过。下颌管与下颌磨牙根尖比较接近,尤其是下颌第三磨牙根尖离下颌管最近,在拔除下颌后牙或摘除断根时应注意避免损伤下颌管内的下牙槽神经。

下颌管从下颌孔至第一磨牙的位置具有以下特点:

① 下颌管距下颌骨内板要比外板近,下颌骨内板常构成下颌管的内壁。

② 下颌管在下颌支内走行时,距下颌支前缘要比后缘近(除下颌孔及其下方1—2mm外)。

③ 下颌管距下颌体下缘要比牙槽嵴近。

在行下颌骨手术时,应注意下颌管的位置关系,以免损伤下牙槽神经(图 1-11,1-12)。

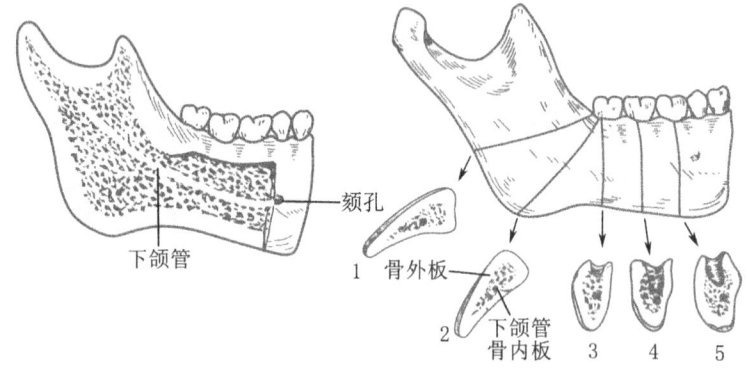

图 1-11 下颌管的形态和位置

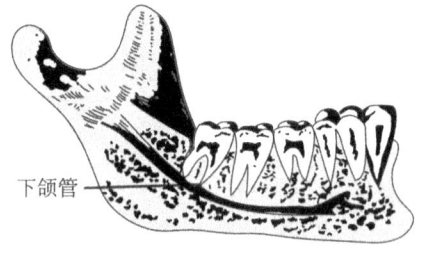

图 1-12 下颌管的形态和位置

四、牙力轨道与肌力轨道

下颌骨内外面为骨密质,内部为骨松质,骨松质在一定部位按一定的规律排列。如在下颌骨牙槽窝底部周围,骨松质包绕该处并斜向后上,通过下颌支到达髁突,形成牙力轨道,咀嚼压力即通过这一轨道传至颅底。

咀嚼肌收缩产生的力,直接作用于下颌骨,逐渐形成肌力轨道,此轨道一部分见于下颌角区,另一部分从喙突延至下颌体。

在下颌体前部,两侧骨小梁彼此交错几乎呈直角,从一侧的下颌下缘至对侧的牙槽突,以增加抗力(图 1-13)。

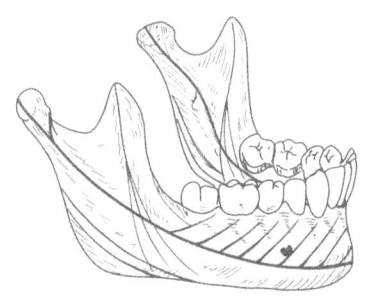

图 1-13　下颌骨的牙力轨道与肌力轨道

五、下颌骨的薄弱部位

下颌骨是颌面诸骨中体积最大、面积最广、位置最突出者,在结构上存在易于发生骨折的薄弱部位。

1. 正中联合　是胚胎发育时两侧下颌突的连接处,位置最为突出。
2. 颏孔区　此处有颏孔,又有下颌前磨牙的牙槽窝。
3. 下颌角　骨质较薄,且有下颌第三磨牙牙槽窝位于其间,如下颌第三磨牙阻生,则骨质更薄。
4. 髁突颈部　比较细小,其上下均较为粗大。

第三节　其他口腔颌面颈部相关骨

一、腭骨

腭骨(palatine bones)为一 L 形骨板,位于鼻腔后部,上颌骨与蝶骨翼突之间,分为水平部和垂直部两部分。水平部构成硬腭的后 1/4,其外侧缘与上颌骨牙槽突共同构成腭大孔;两侧水平部的内缘在中线处相连(图 1-14)。

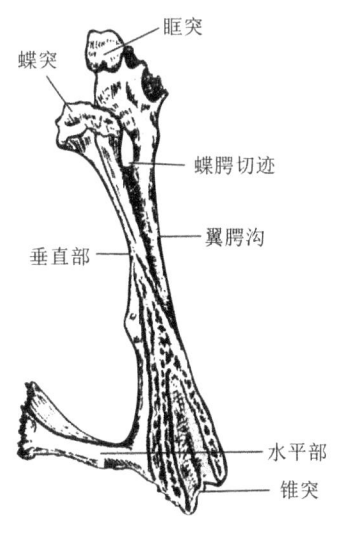

图 1-14　腭骨后面

二、蝶骨

蝶骨(sphenoid bone)位于颅底中部,嵌于额骨、颞骨和枕骨之间,形似蝴蝶,包括体部、小翼、大翼和翼突四部分。

蝶骨体(sphenoid body)居蝶骨中部,体内有空腔称为蝶窦(sphenoid sinus)。蝶骨体上面是蝶鞍,蝶鞍中部有凹陷的垂体窝,容纳脑垂体。

小翼(lesser wing)为成对的三角形骨板,以上、下两根与蝶骨体前上部相连,两根之间为视神经孔,有视神经和眼动脉通过。

大翼(greater wing)由蝶骨体的两侧伸向外上方,近蝶骨体的两侧有圆孔(foramen rotundum),向前通翼腭窝。圆孔的后外侧为卵圆孔(foramen ovale),向下通颞下窝。再向后外侧为较小的棘孔(foramen spinosum),有脑膜中动脉通过。

蝶骨大翼、小翼之间的裂隙为眶上裂,内有动眼神经、滑车神经、展神经、眼神经、眼上静脉和部分交感纤维通过。

翼突为一对从蝶骨体与大翼连接处伸向下方的突起,由外板和内板构成。内、外板之间的窝为翼突窝。翼突上部前面与上颌体后面之间的裂隙称为翼上颌裂,上颌动脉的末端经此处进入翼腭窝(图 1-15,1-16)。

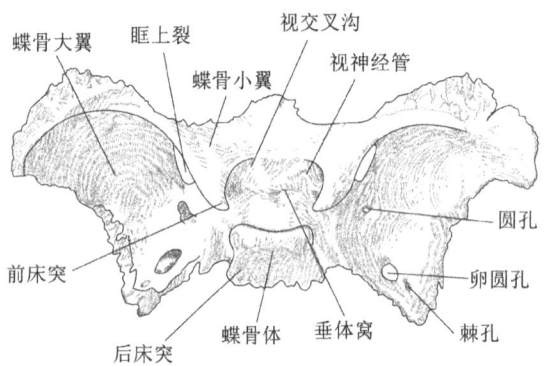

图 1-15 蝶骨上面

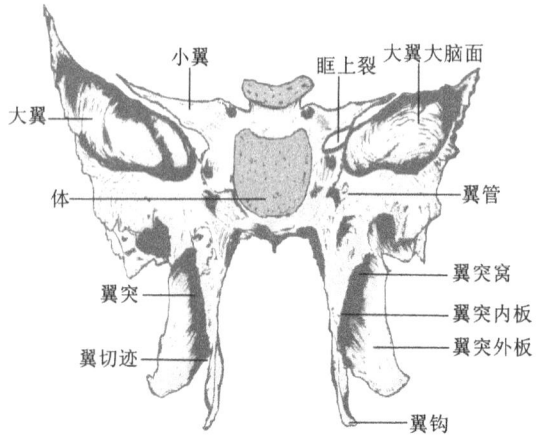

图 1-16 蝶骨后面

三、颞骨

颞骨（temporal bones）成对，位于蝶骨、顶骨与枕骨之间，分为颞鳞、乳突、岩部和鼓板四部分。

颞鳞（squama of temporal bones）为鳞片状骨板，其下部有伸向前方的颧突，与颧骨的颞突相接构成颧弓。颧弓根部下面的深窝为下颌窝，窝的前缘特别突起，称关节结节（articular eminence），下颌窝与关节结节共同构成颞下颌关节的颞骨关节面。

乳突（mastoid process）为颞骨后部的一尖朝下的突起，为胸锁乳突肌附着处。

岩部（petrous part）呈锥体形，岩部的大脑面有三叉神经压迹，小脑面有内耳门，岩部下面有颈动脉管外口，岩尖有颈动脉管内口，颈内动脉由此进入颅腔。

鼓板（tympanic plate）参与外耳门和外耳道的构成，其后内侧有细长的茎突（styloid process），茎突与乳突之间为茎乳孔（styomastoid foramen），有面神经通过（图 1-17，1-18）。

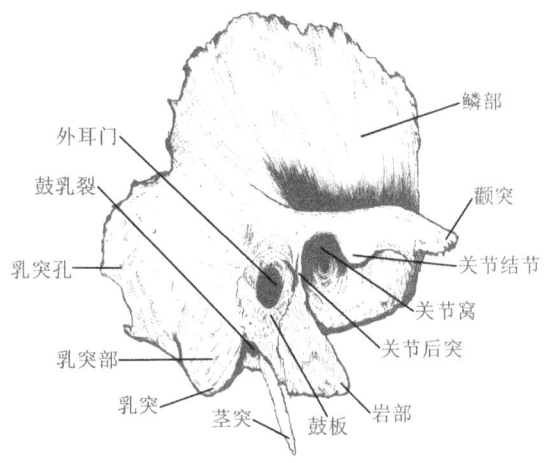

图 1-17　颞骨外面

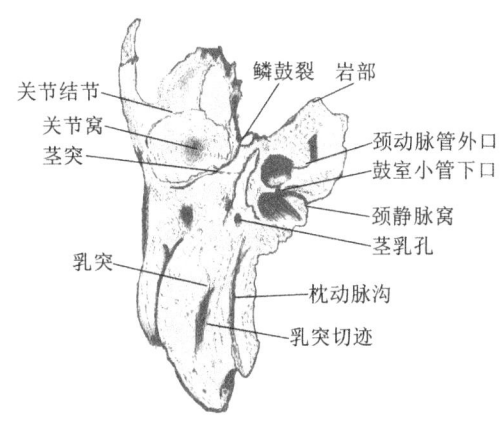

图 1-18　颞骨下面

四、颞下窝与翼腭窝

1. 颞下窝

颞下窝(infratemporal fossa)是颅骨侧面颧弓平面以下、上颌骨体和颧骨后方的不规则间隙。颞下窝向上经颧弓深面与颞窝相通,其内侧部上壁为蝶骨大翼的颞下面,前壁为上颌骨体的颞下面,内侧壁为蝶骨翼突外侧板,外侧壁为下颌支,下壁与后壁缺如。此窝向上借卵圆孔(内通下颌神经)和棘孔(内通脑膜中动脉)与颅中窝相通,向前借眶下裂(内通眶下神经)通眶,向内侧借上颌骨与蝶骨翼突之间的翼上颌裂(内通上颌动脉)通翼腭窝。窝内有颞肌的下部、翼内肌、翼外肌、上颌动脉、翼丛及下颌神经等(图1-19)。

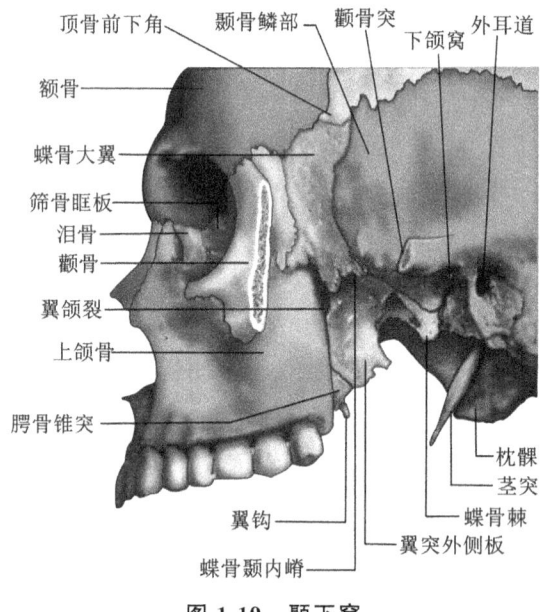

图 1-19 颞下窝

扫码查看彩图

2. 翼腭窝

翼腭窝(perygopalatine fossa)为上颌骨体、蝶骨翼突和腭骨之间的间隙,深藏于颞下窝前内侧。其前壁为上颌骨体的后面,后壁为蝶骨翼突根部前面及大翼下部的前面,内侧壁为腭骨的垂直部,上壁是蝶骨体下面。此窝向外借翼上颌裂(内通上颌动脉)通颞下窝,向前借眶下裂(内通上颌神经)通眶,向内侧借蝶腭孔(内通蝶腭动脉与蝶腭神经)通鼻腔,向后借圆孔(内通上颌神经)通颅中窝,借翼管(内通翼管神经和翼管动脉)通颅底外面,向下移行于腭大管(内通腭降动脉和腭神经),并经腭大孔(内通腭大动脉和腭大神经)通口腔。窝内有上颌神经、翼腭神经节及上颌动脉的分支(图1-19,1-20)。

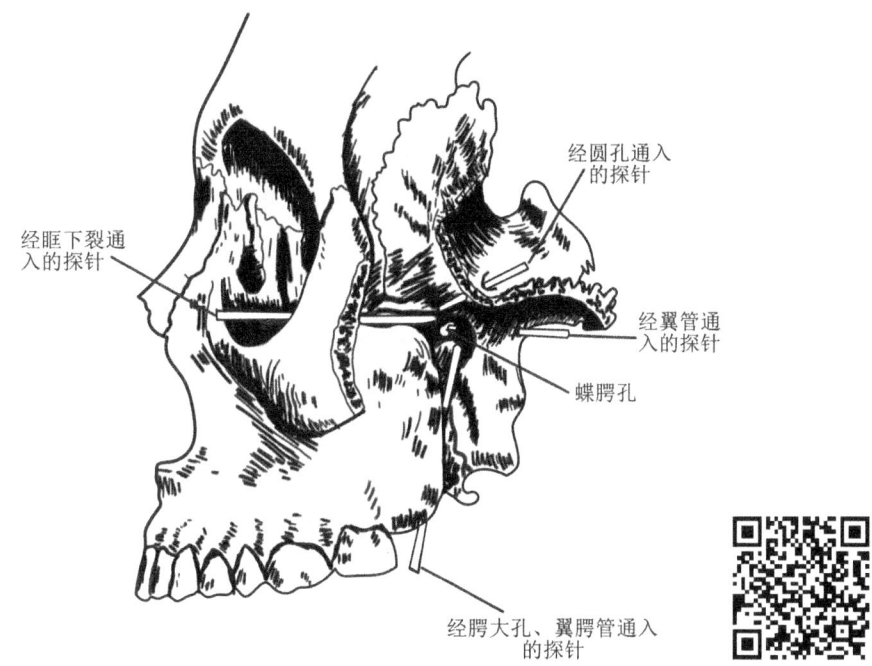

图 1-20　翼腭窝及其交通

扫码查看彩图

小结：

本节主要讨论了与口腔颌面部关系较为密切的骨及颞下窝与翼腭窝的内容。其中，上、下颌骨的位置、主要的结构特征、颞下窝与翼腭窝的连通由于与口腔临床关系极其密切，对于疾病的诊断和治疗具有重要意义，故为本节学习的重点内容。

（河南大学　崔占军）

第二章 颞下颌关节

一、颞下颌关节的组成

颞下颌关节（temporomandibular joint）由下颌骨髁突（condylar process）、颞骨关节面（articular facet）、关节盘（articular disc）、关节囊（articular capsule）和关节韧带（ligament）所组成（图2-1）。

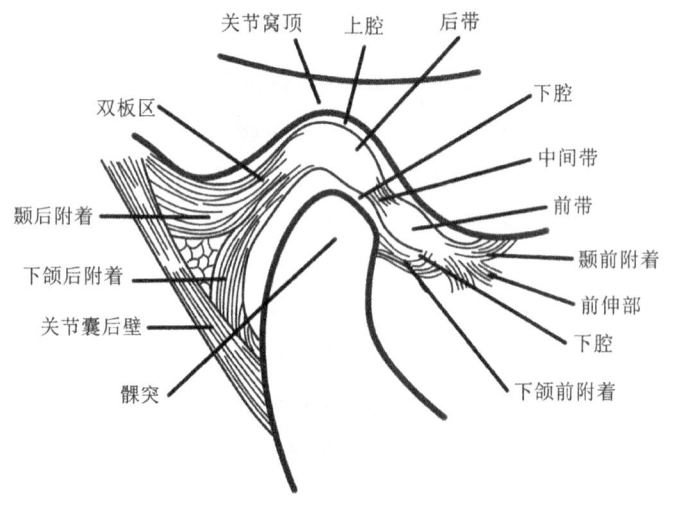

图 2-1 颞下颌关节的组成

扫码查看彩图

1. 下颌骨髁突

下颌骨髁突略呈椭圆形，内外径长，前后径短，其向内突出多，向外突出少。两侧髁突的水平轴与下颌支表面垂直，但并不平行而略偏向背侧，其延长线相交于枕骨大孔前缘，呈145－160°的夹角。从侧面观，有一横嵴将髁突顶分为前后两个斜面。前斜面较小为功能面，是关节的负重区，为关节疾病好发部位。

髁突颈部明显变细，并稍弯向腹侧，是下颌骨骨折的好发部位之一。当颈部或下颌体部受到强力打击，而力的方向朝向头颅时，髁颈的骨折是对颅中窝损伤的一种缓冲，也可理解为是一种安全阀装置（图2-2）。

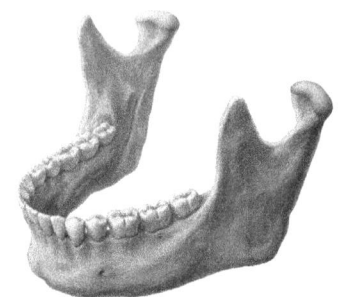

图 2-2 下颌骨髁突

2. 颞骨关节面

包括关节面的凹部即关节窝和关节面的凸部即关节结节。

关节窝形似三角形，底在前为关节结节嵴，内后边为鼓鳞裂和岩鳞裂，外边为颧弓的后续部分。关节窝比髁突大，这使髁突无论在向前，或侧方运动时都非常灵活，能在较大的空间内做回旋运动。这种回旋运动对用后牙磨碎食物过程中所进行的𬌗运循环即下颌研磨运动有重要意义。关节窝顶与颅中窝之间仅有薄骨板相隔，并且关节窝的颅腔面多数邻接脑膜中动脉，因此关节窝顶部的外伤可导致脑膜中动脉破裂，引起颅内出血，甚至危及生命。

关节结节位于颧弓根部，有前、后两个斜面。前斜面是颞下窝的延长，便于髁突在最大开口时，可越过关节结节的嵴顶在适度向前滑行。后斜面向前下倾斜，斜度较大，是关节的负重区，颞下颌关节的负重区不在髁突顶部的横嵴与关节窝顶部，而在髁突的前斜面和关节结节的后斜面所构成的一对负重区。

关节结节在婴儿出生时是平的。以适应该时期下颌的吮吸动作即单纯的前后滑动运动。随着幼儿牙齿的萌出和咀嚼功能的发展完善，关节结节的高度逐渐增加。关节结节的发育约在 12 岁才基本完成，其斜度与髁突运动、𬌗关系、牙尖斜度有密切关系（图 2-3）。

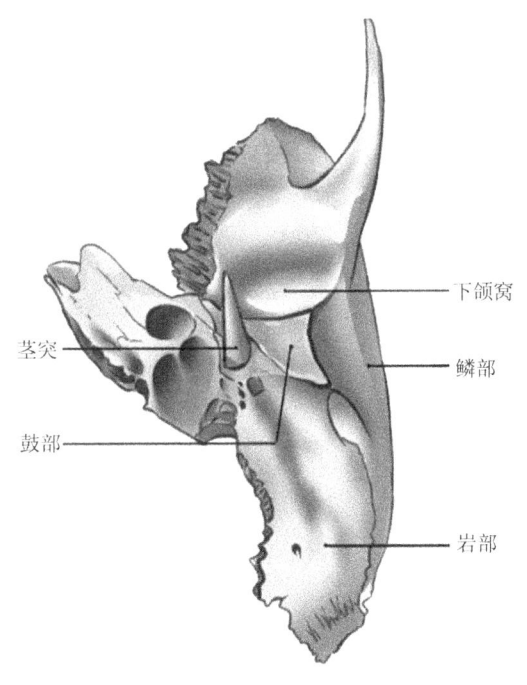

图 2-3　颞骨下面

扫码查看彩图

3. 关节盘

关节盘位于颞骨关节面和髁突之间，呈卵圆形，内外径大于前后径。从关节盘的下面观察，位于关节窝顶处为一较深的凹陷，而从关节盘的上面观察，位于关节结节顶部区域亦为一凹陷，从而使关节盘前后方向上呈 S 形。并且关节盘的厚度是不均一的,从前到后可分为前带、中间带、后带和双板区四个分区。

(1) 前带(anterior band):较厚,2mm,其前方有颞前附着和下颌前附着两个附着。二者均起自关节盘的前缘,颞前附着止于关节结节的前斜面前缘;下颌前附着止于髁突前斜面的前端,二者从前方固定关节盘。

(2) 中间带(intermediate zone):介于前后带之间,最薄,1mm,呈双凹状,以适应双突状的关节结节后斜面和髁突前斜面,增加关节的稳定性,是关节的负重区,也是关节盘穿孔、破裂的好发部位。

(3) 后带(posterior band):最厚,3mm,介于髁突横嵴和关节窝顶之间。

(4) 双板区(bilaminar region):分为上层和下层。双板区上层又称颞后附着,止于关节窝后缘的鼓磷裂和岩磷裂,由胶原纤维和粗大的弹性纤维构成;双板区下层又称下颌后附着,止于髁突后斜面的后端,属韧带性质(图 2-1)。

颞下颌关节盘具有以下特点:

① 关节盘有纤维组织(或纤维软骨)组成,具有抗压碎力和抗剪力。

② 关节盘大于髁突,却又小于关节窝,这样就弥补了由于关节窝明显大于髁突可能产生的不稳定性,并允许颞下颌关节可以产生一定程度的转动,使关节运动既灵活又稳定。

③ 关节盘中间带从前后矢状剖面看呈双凹状。凹面分别对着呈微微突起的关节结节后斜面和髁突的前斜面,协调着两个凸起的关节面,增加关节运动的稳定性。

④ 关节盘各部的厚度不同,并可以弯曲。这种不均质体和可弯曲性巧妙地调节着髁突与颞骨关节面之间产生相对滑动时所产生的变化的关节间隙,增加关节的稳定性(图 2-4)。

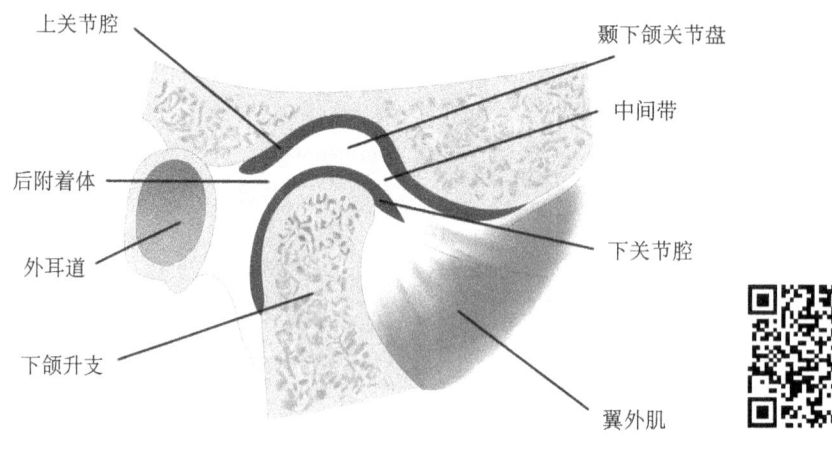

图 2-4 颞下颌关节盘　　　扫码查看彩图

4. 关节囊和关节间隙

关节囊松而薄,是人体中唯一没有外力便可以脱位,而脱位时关节囊并不撕裂的关节。

关节盘四周与关节囊相连,把关节腔分为两个互不相通的上、下腔。上腔大而松,由关节盘和颞骨关节面之间构成,容量为1.0－1.2ml,允许关节盘和颞骨关节面之间做滑动运动,因此把该关节称为滑动关节,又称盘－颞关节;下腔小而紧,由关节盘和下颌骨髁突之间构成,容量为0.5－0.8ml,允许髁突在关节盘下做转动运动,因此把该关节称为铰链(转动)关节,又称盘－颌关节(图2-5)。

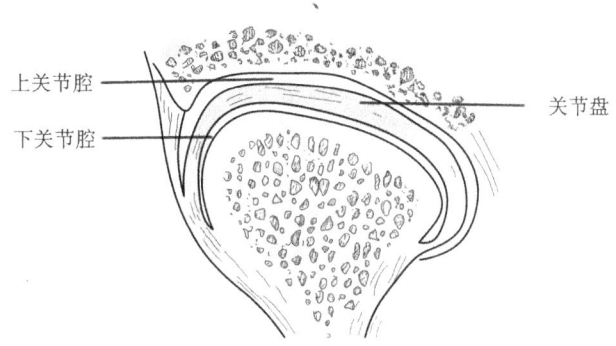

图2-5 颞下颌关节冠状面

5. 关节韧带

颞下颌关节囊外韧带每侧有三条,即颞下颌韧带、茎突下颌韧带和蝶下颌韧带,其功能主要是悬吊下颌,限制下颌在正常范围内运动。

(1) 颞下颌韧带(temporomandibular ligament):起于颧弓根部外侧及关节结节下缘,斜向后下,止于下颌颈外侧及后缘。此韧带可加强关节囊的外侧壁,防止髁突向外侧移位,并限制髁突过度后退,对悬吊下颌作用不大。

(2) 蝶下颌韧带(sphenomandibular ligament):位于关节囊的内侧,起于蝶骨下面,止于下颌小舌,在快速大张口时具有悬吊下颌、防止张口过大的作用。

(3) 茎突下颌韧带(stylomandibular ligament):位于下颌支的后方,起于茎突,止于下颌角和下颌支后缘,下颌前伸时,此韧带紧张,可防止下颌过度前伸(图2-6,2-7)。

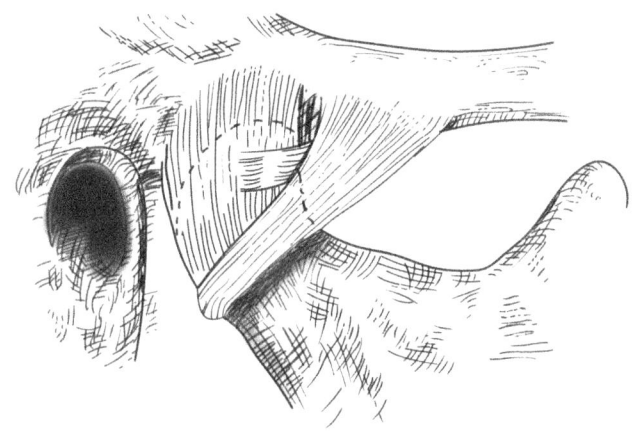

图2-6 颞下颌韧带

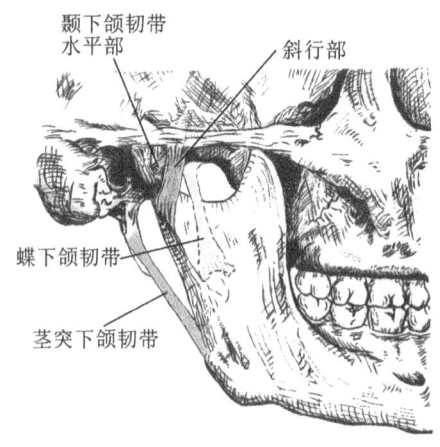

图 2-7 蝶下颌韧带及茎突下颌韧带

扫码查看彩图

二、颞下颌关节的运动

颞下颌关节为左右联动关节,可进行三种基本的运动,即开闭运动、前后运动和侧方运动。这三种基本功能运动是通过颞下颌关节的两种运动方式即转动(rotary movement)和滑动(gliding movement)完成的。

1. 开闭运动

正常开闭颌运动时,两侧颞下颌关节的运动是对称的。

(1) 开颌运动(jaw opening movement)通常把开颌运动分为三个阶段。

① 小开颌运动:下颌下降20mm,髁突与关节盘之间完成转动运动,活动发生在下腔,运动轴心在髁突。

② 大开颌运动:下颌下降20-39mm,髁突不仅做转动运动,同时还有滑动运动。在小开颌运动的基础上,髁突带动关节盘协调地沿关节结节后斜面向前下方滑动,滑动时运动轴心在下颌小舌。大开颌运动先是在下腔完成转动,然后在上腔完成滑动,髁突可滑到关节结节处或稍前方。

③ 最大开颌运动:下颌下降39-56mm,如在打哈欠时的下颌运动是在大开颌运动的基础上,髁突在关节结节处或稍前方继续作转动运动,活动发生在下腔,运动轴心又回到髁突,开颌运动达到最大限度。

(2) 闭颌运动(jaw closing movement)循开颌运动原轨迹做相反方向运动。

2. 前后运动

前后运动也是两侧颞下颌关节的对称性运动。

(1) 前伸运动(protrusive movement):前伸运动时髁突和关节盘沿关节结节后斜面向前下方滑动,活动发生在上腔。

(2) 后退运动(retruded movement):循前伸运动原轨迹做相反方向运动。

3. 侧方运动

侧方运动(lateral movement)是一种不对称运动。咀嚼时,工作侧髁突基本上为转动运动,髁突沿髁突—下颌升支后缘的垂直轴做转动运动,而非工作侧的髁突为滑动运动。髁突从关节窝沿关节后斜面向前下向内做滑动运动。临床上不少关节病或关节手术后,翼外肌功能遭到破坏,常不能做侧方运动,从而明显地降低了咀嚼功能。

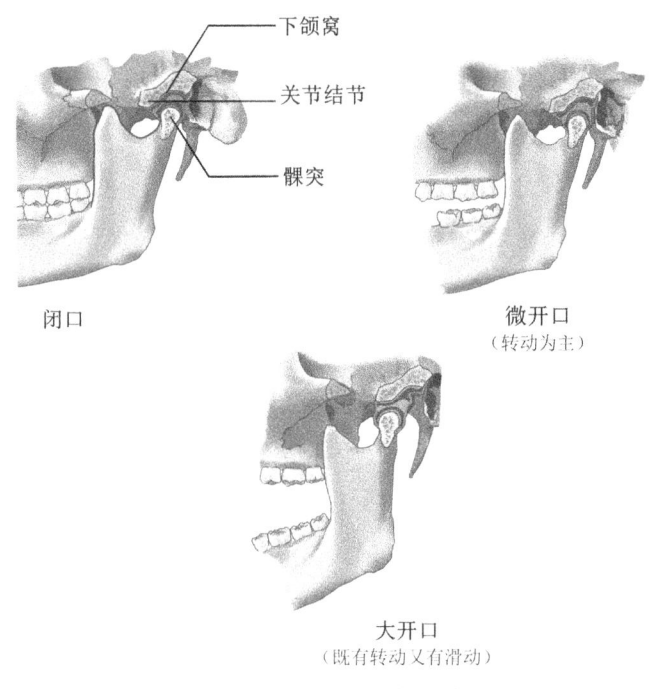

图 2-8 颞下颌关节运动

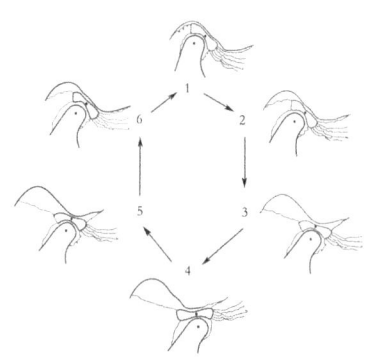

1~4:开口运动过程;4~1:闭口运动过程

图 2-9 颞下颌关节运动

三、颞下颌关节功能解剖特点

① 颞下颌关节有转动和滑动两种运动形式。转动是由关节盘和髁突组成的盘—颌关节完成,活动发生在下腔;滑动是由关节盘和颞骨关节面组成的盘—颞关

节完成,活动发生在上腔。

② 在转动和滑动的关节运动中形成多个运动轴心。如小开颌运动时,两侧髁突的内、外径为其运动轴心;大开颌运动时,运动轴心则在下颌孔附近;侧方运动时,转动侧以髁突－下颌支后缘为其运动轴心。

③ 颞下颌关节是左右两侧 4 个关节,即 2 个铰链关节和 2 个滑动关节组成的复合关节,它和𬌗、咬合协同作用形成功能整体,具有转动运动和滑动运动多个瞬间运动轴的左右联动关节。

④ 颞下颌关节的结构和功能与𬌗密切相关。咀嚼运动是颞下颌关节和𬌗二者协同作用下进行的,因此把𬌗和关节可以看作一个功能整体。𬌗可被看作一种特殊的关节,是颞下颌关节的延伸;而颞下颌关节也可被看作一种特殊的𬌗,是牙列的延伸。

⑤ 翼外肌上头连于关节盘前部,当双板区上层的弹性纤维牵拉关节盘向后移位时,翼外肌上头收缩与双板区上层的弹性纤维一起协调关节盘移动的范围和速度,从而维持髁状突与关节盘之间的关系稳定。

小结:

颞下颌关节是人体颅面部唯一的间接连接(关节),在咀嚼运动中,需承担咀嚼压力,具有强大的负重功能。在解剖上具有其他负重关节所没有的特殊结构。另一方面,在执行咀嚼、语言和表情功能活动时,该关节又极为稳定和灵活。因此,掌握颞下颌关节的组成及结构特点,熟悉颞下颌关节的运动形式是十分必要的。

(河南大学　崔占军)

第三章 口腔颌面颈部肌

第一节 表 情 肌

表情肌为扁而薄的皮肌,大多起自颅骨骨面或筋膜,止于面部皮肤,主要位于面部孔裂的周围,协同运动时牵拉面部皮肤,改变皮肤的位置、形态从而表达喜、怒、哀、乐等表情。可分为口周围肌上组、口周围肌下组、口轮匝肌和颊肌等。

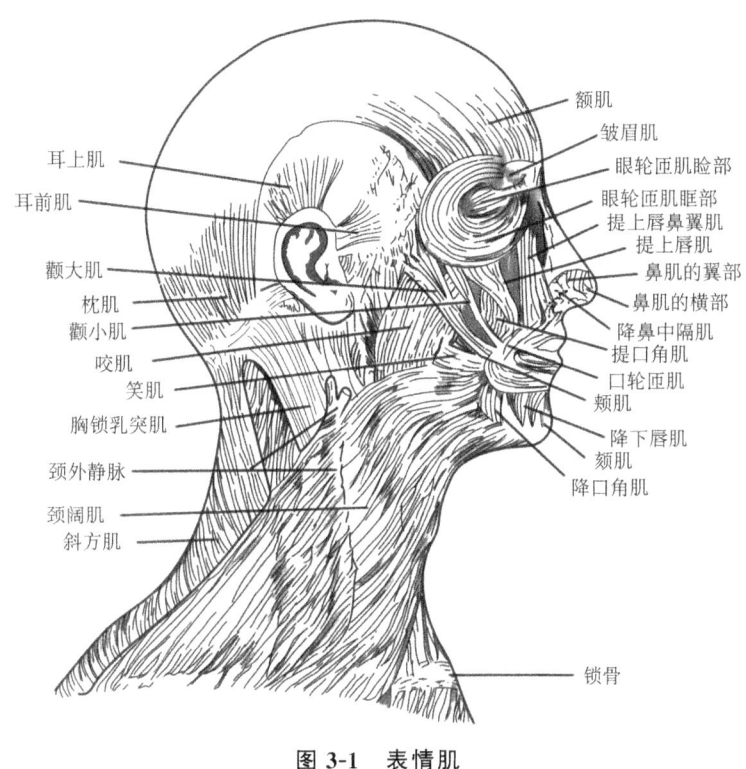

图 3-1 表情肌

一、口周围肌上组

包括笑肌、颧大肌、上唇方肌、提口角肌。

1. 笑肌

笑肌(risorius)起自腮腺咬肌筋膜,向前下越过咬肌止于口角的皮肤。收缩时牵拉口角向外侧,呈现微笑面容。

2. 颧大肌

颧大肌(zygomaticus major)起自颧骨颞面的后部,肌束斜向下内方,止于口角皮肤及颊黏膜,收缩时牵引口角向外上。

3. 上唇方肌

上唇方肌(labii superioris quadratus)起始部有三个头。① 内眦头(提上唇鼻翼肌）：起自上颌骨额突下部，斜向下外分成内外两束，内侧束止于鼻翼软骨和皮肤，外侧束与眶下头共同参与口轮匝肌的组成。② 眶下头（提上唇肌）：最宽，居该肌的中部，起自上颌骨眶下缘，肌束向下内，与口轮匝肌纤维交织，止于上唇外侧部皮肤。③ 颧头（颧小肌）：起自颧骨外侧面与颧大肌并行伸入上唇，止于口角内侧的上唇皮肤。

上唇方肌颧头收缩可牵口角向外上，眶下头和内眦头收缩分别牵引上唇及鼻翼向上。

4. 提口角肌

提口角肌（levator labii superioris）位于上唇方肌的深面，起自上颌骨尖牙窝，肌纤维向下外，集中于口角，部分肌纤维止于口角皮肤，部分肌纤维至下唇，移形于口轮匝肌，收缩时上提口角（图3-1）。

二、口周围肌下组

1. 降口角肌

降口角肌（depressor anguli oris）起自下颌骨体的外侧面，肌纤维向口角集中，部分肌纤维止于口角皮肤，部分肌纤维参与口轮匝肌的组成，收缩时牵拉口角使其下垂，表达悲伤、不满及愤怒的表情。

2. 降下唇肌

降下唇肌（depressor labii interioris）位于降口角肌内侧，起自下颌骨体前面，参与口轮匝肌的组成，止于下唇皮肤及黏膜，收缩时降下唇。

3. 颏肌

颏肌（mentalis）位于降下唇肌深面并与之交织，起自下颌体前面，肌束斜向下内止于颏部皮肤，收缩时上提颏部皮肤，有助于下唇靠近牙龈并前伸下唇（图3-1）。

三、口轮匝肌

口轮匝肌（orbicularis oris）呈环行，由围绕口裂的数层不同方向的肌束组成，分浅层、中层和深层三部分。浅层肌纤维由唇的一侧至对侧，是口轮匝肌的固有束；深层肌纤维来自颊肌唇部；中层肌纤维由颧大肌、上唇方肌、提口角肌、降口角肌和降下唇肌等肌束参与组成。

口轮匝肌的主要作用是使口裂闭合，并参与咀嚼发音等功能（图3-1,3-2）。

四、颊肌

颊肌（buccinator）位于面的深部，内面贴于口腔黏膜。颊肌呈弧形起自于上颌骨牙槽突后外侧，下颌骨颊肌嵴及二者之间的翼下颌韧带，其肌纤维向前参与口轮匝肌深层的组成，其上份肌纤维大部分进入下唇，其下份肌纤维大部分进入上唇，其最上和最下部分的肌纤维不交叉，分别进入上下唇。颊肌的功能为牵引口角向后,使颊部贴近上下颌牙,以帮助咀嚼和吮吸(图 3-3)。

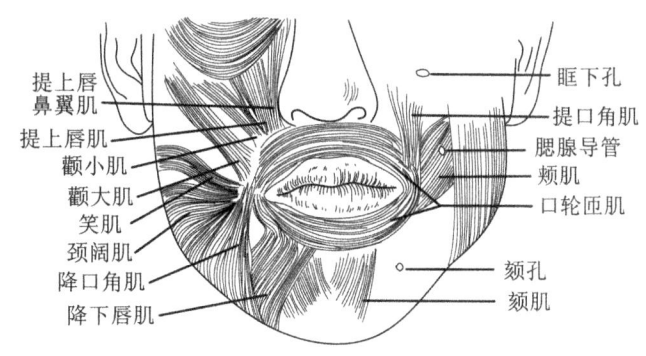

图 3-2 口轮匝肌纤维

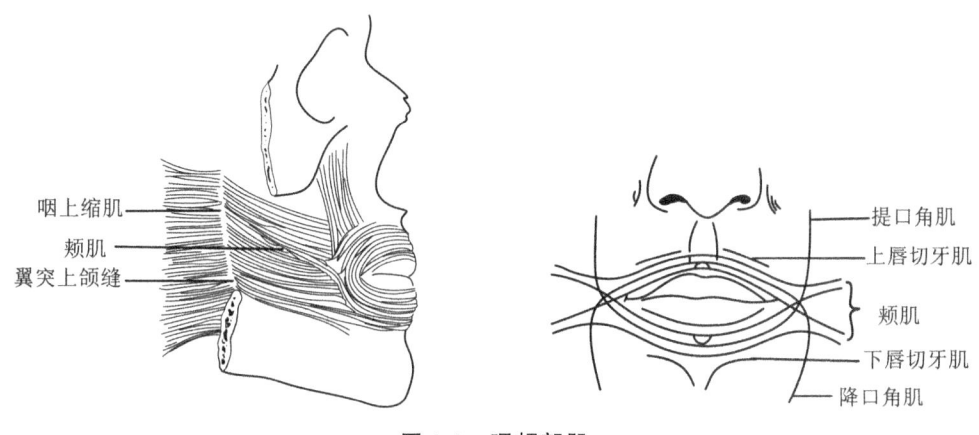

图 3-3 咽颊部肌

第二节 咀 嚼 肌

咀嚼肌有广义和狭义之分,狭义咀嚼肌是指咬肌、颞肌、翼内肌、翼外肌四块肌肉。广义咀嚼肌在下一咀嚼肌基础上还应包括舌骨上、下肌群。

一、狭义咀嚼肌

1. 颞肌

颞肌(temporalis)位于颞窝的皮下,为扇形的扁肌,起自颞窝,肌纤维向下,逐渐集中通过颧弓深面,止于下颌骨冠突以及下颌支前缘。双侧收缩可上提下颌,产生闭口动作,维持下颌姿势,完成对称性动作;单侧收缩完成下颌的侧方运动,使下颌向收缩侧运动(图 3-4)。

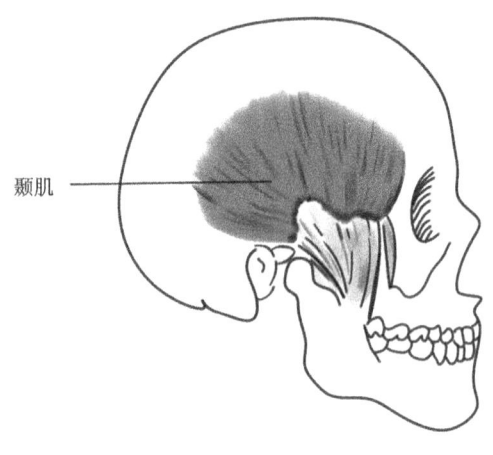

图 3-4 颞肌

扫码查看彩图

2. 咬肌

咬肌(masseter)位于下颌支外侧的皮下,起自颧弓下缘及其深面,肌纤维下降,止于下颌支外面的咬肌粗隆。双侧收缩时可上提下颌骨,产生咬合力,参与闭颌及下颌骨的前伸运动;单侧收缩完成下颌的侧方运动,使下颌向收缩侧运动(图3-5)。

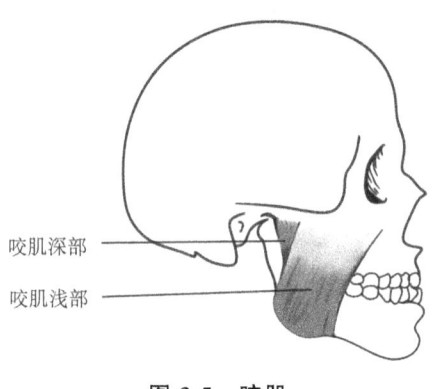

图 3-5 咬肌

扫码查看彩图

3. 翼内肌

翼内肌(medial pterygoid)位于颞下窝和下颌支的内侧面,具有深、浅两个头,深头起自翼突外板的内面、翼窝,浅头起自上颌结节,肌纤维斜向后外下方,止于下颌角内侧面及翼肌粗隆。翼内肌功能与咬肌相似,双侧收缩时可上提下颌骨,产生咬合力,参与闭颌及下颌骨的前伸运动;单侧收缩完成下颌的侧方运动,使下颌向收缩侧运动(图3-6)。

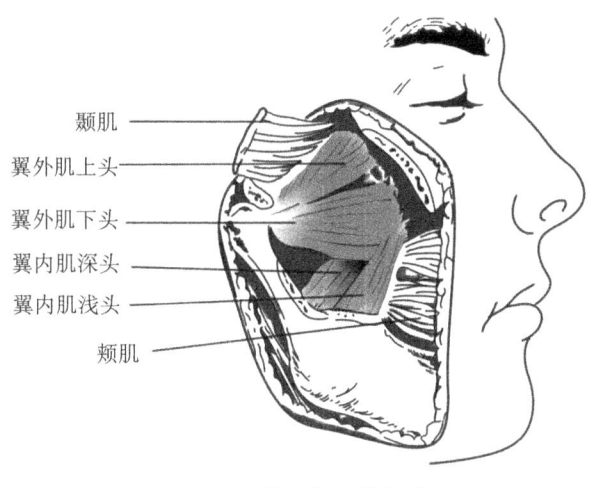

图 3-6 翼内肌和翼外肌

扫码查看彩图

4. 翼外肌

翼外肌(lateral pterygoid)位于颞下窝,起始部有两个头。上头较小,起于蝶骨大翼的颞下嵴及颞下面,下头较大,起自翼突外板的外面,上头的部分肌纤维止于颞下颌关节囊和关节盘,上头的部分肌纤维和下头的肌纤维止于下颌颈前内侧的关节翼肌窝。翼外肌的主要作用为双侧收缩可牵引髁突和关节盘向前下,使下颌前伸并有降下颌的作用,单侧收缩使下颌向对侧运动。翼外肌的另一功能为在开闭颌过程中,协调和稳定盘-髁突复合体(图 3-6)。

二、广义咀嚼肌

1. 舌骨上肌群

舌骨上肌群位于舌骨和下颌骨、颅底之间,主要包括:

(1) 二腹肌(digastric):有前后两腹和中间腱。后腹起自颞骨乳突切迹,向前下止于中间腱;前腹起自下颌骨二腹肌窝,向后下止于中间腱。

(2) 下颌舌骨肌(mylohyoid):起自下颌骨外斜线,向后内,止于舌骨体的前面。在中线两侧同名肌汇合构成肌性口底。

(3) 颏舌骨肌(geniohyoid):在中线两侧,位于舌和下颌舌骨肌之间。起自颏棘,向后止于舌骨体上部。

(4) 茎突舌骨肌(stylohyoid):起自茎突,止于舌骨体和舌骨大角的连接处。

舌骨上肌群的主要功能为:茎突舌骨肌牵拉舌骨向后以延伸口底;当舌骨固定时,下颌舌骨肌、二腹肌、颏舌骨肌可向后下牵拉下颌骨降下颌;当下颌骨固定时,舌骨上肌群收缩可上提下颌骨、口底和舌(图 3-6)。

2. 舌骨下肌群

舌骨下肌群位于喉、气管和甲状腺之前,颈前部中线两侧,舌骨与胸骨之间,主要包括:

(1)肩胛舌骨肌(omohyoid):分为上腹和下腹,两腹之间有中间腱相连。下腹起自肩胛切迹附近的肩胛骨上缘,向前上在胸锁乳突肌深面止于中间腱;上腹起自中间腱,几乎垂直向上止于舌骨体下缘。

(2)胸骨舌骨肌(sternohyoid):起自胸骨柄后面,垂直向上止于舌骨体下缘。

(3)胸骨甲状肌(sternothyroid):位于胸骨舌骨肌深面,起自胸骨柄后面,向上止于甲状软骨斜线。

(4)甲状舌骨肌(thyrohyoid):起自甲状软骨斜线,向上止于舌骨体和舌骨大角的下缘。

舌骨下肌群收缩可下降舌骨和喉。

舌骨上下肌群同时收缩可使下颌骨下降,完成开颌运动,因此,从该意义上讲广义的咀嚼肌亦包括舌骨上下肌群(图 3-7)。

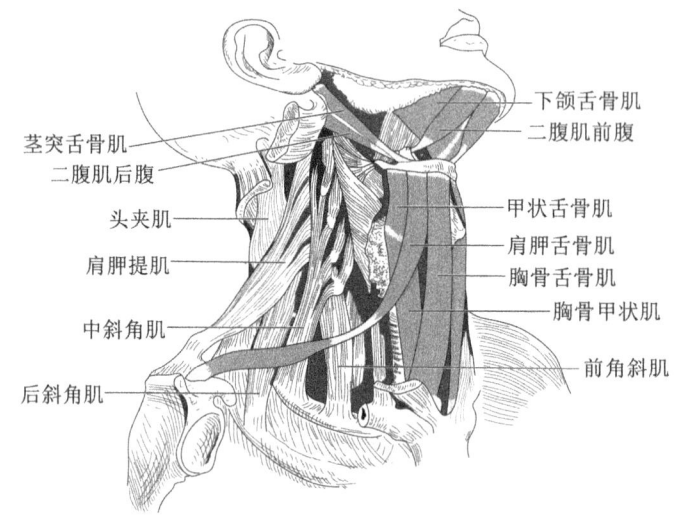

图 3-7 颈部肌

扫码查看彩图

第三节 颈 部 肌

颈部肌除了舌骨上下肌群外,还包括:

一、颈阔肌

颈阔肌(platysma)起于胸大肌和三角肌筋膜,肌纤维斜向上内方,止于面下部及口角处的皮肤,属于皮肌。

颈阔肌主要作用为协助降下颌,可使颈部皮肤出现皱纹,并可降口角和下唇表达惊吓等表情(图 3-8)。

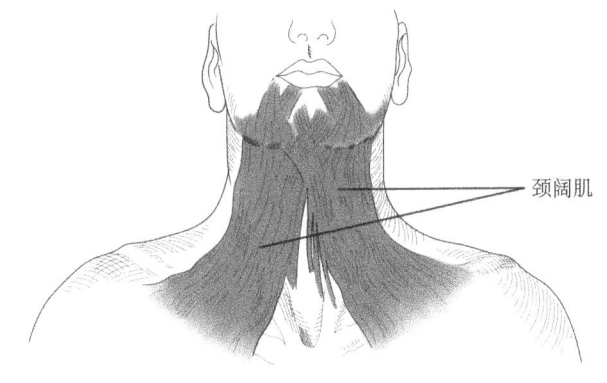

图 3-8 颈阔肌

扫码查看彩图

二、胸锁乳突肌

胸锁乳突肌（sternocleidomastoid）起自胸骨柄前面的上部及锁骨的胸骨端，行向后上，止于颞骨乳突。

胸锁乳突肌的主要作用是维持头的正常姿势。一侧收缩使头向同侧屈，脸转向对侧；两侧同时收缩，使头后仰。胸锁乳突肌的深浅面有许多重要的结构，浅面有颈外静脉跨过，深面主要有颈总动脉、颈内静脉、迷走神经和副神经通过（图3-9）。

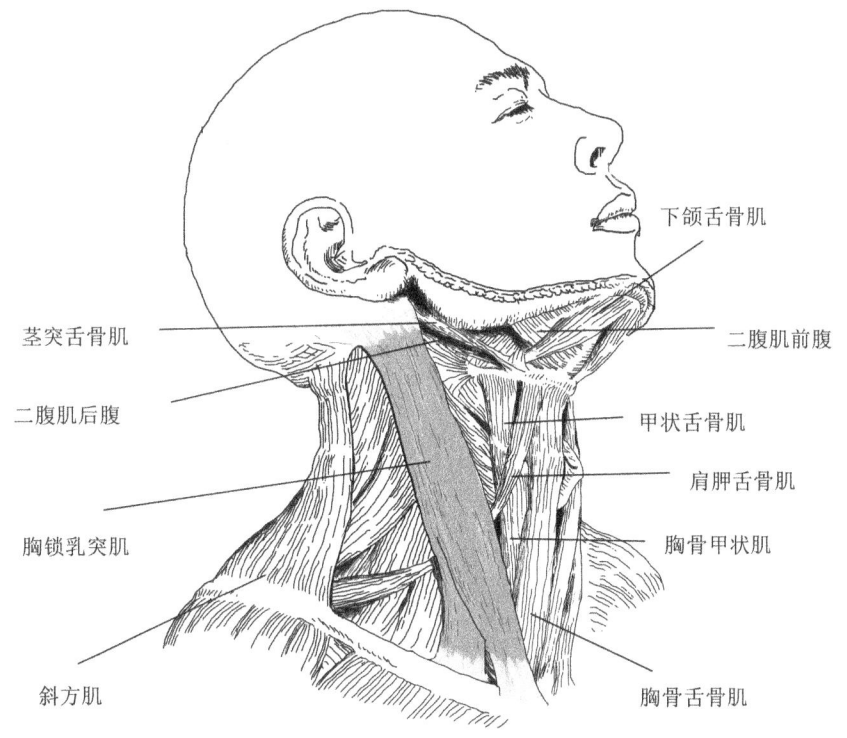

图 3-9 胸锁乳突肌

扫码查看彩图

三、斜角肌

包括前、中、后斜角肌。

1. 前斜角肌

前斜角肌(scalenus anterior)起于第 3 到第 6 颈椎横突,向外下止于第 1 肋骨上面。

2. 中斜角肌

中斜角肌(scalenus medius)起于第 2 到第 6 颈椎横突,向外下止于第 1 肋骨上面。

3. 后斜角肌

后斜角肌(scalenus posterior)起于第 5 到第 7 颈椎横突,向外下止于第 2 肋骨外侧面中部。

斜角肌的主要作用为上提第 1、2 肋,参与呼吸运动;若胸廓固定,双侧收缩可使颈前屈,单侧收缩使颈向同侧屈。

前、中斜角肌与第 1 肋围成的三角形间隙为斜角肌间隙,内有锁骨下动脉和臂丛神经通过。上肢神经阻滞麻醉选择该部位(图 3-10)。

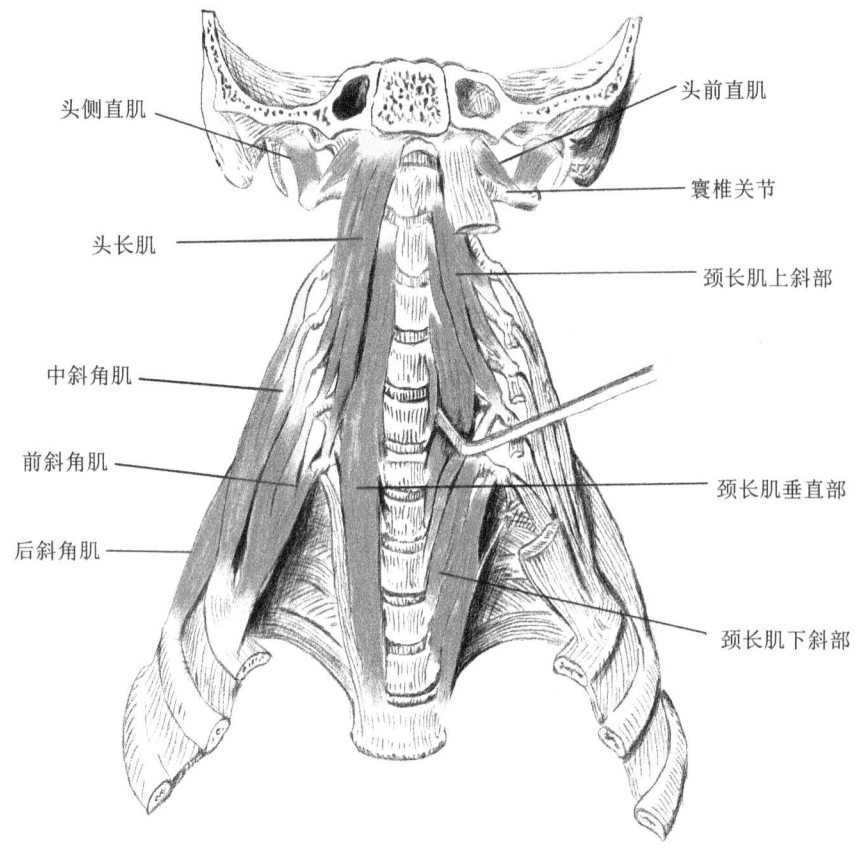

图 3-10 斜角肌

第四节 舌、咽、腭、喉部肌

一、舌肌

舌肌为横纹肌，分为舌内肌和舌外肌两部分。

(一) 舌内肌

舌内肌起止均在舌内，包括舌上纵肌、舌下纵肌、舌横肌、舌垂直肌4部分。舌内肌收缩时改变舌的形态，舌上纵肌、舌下纵肌收缩使舌缩短；舌横肌收缩使舌变窄伸长；舌垂直肌收缩使舌变薄变宽。

(二) 舌外肌

舌外肌主要起自下颌骨、舌骨、茎突和软腭，止于舌，收缩时改变舌的位置。包括：

1. 颏舌肌

颏舌肌(genioglossus)起自下颌骨内面颏棘，肌纤维在矢状位上呈扇形从前向后上方发散分布，止于舌正中线两侧。单侧收缩可使舌尖向前向对侧运动，两侧颏舌肌同时收缩，使舌伸向前下。

2. 舌骨舌肌

舌骨舌肌(hyoglossus)起于舌骨体和舌骨大角，向前上走行，止于舌体侧部。舌骨舌肌收缩时可将舌拉向后下。

3. 茎突舌肌

茎突舌肌(styloglossus)起于颞骨茎突，分为两束，一横行于舌背面，一斜行向下与舌骨舌肌纤维相交。收缩时牵舌向上后。

4. 腭舌肌

腭舌肌(palatoglossus)自软腭下行至舌背后外侧，与表面的黏膜一起形成腭舌弓，其主要功能为下降软腭，提高舌根(图3-11)。

二、腭、咽部肌

主要参与软腭及咽的构成，包括腭帆张肌、腭帆提肌、腭垂肌、腭舌肌、腭咽肌、咽缩肌和茎突咽肌等。腭、咽部肌协调控制腭咽闭合，完成言语、吞咽和呼吸等功能。

1. 腭垂肌

腭垂肌(musculus uvulae)起自腭腱膜，在中线两侧向下至腭垂。收缩时可牵拉腭垂向上。

2. 腭帆张肌

腭帆张肌(tensor veli palatine)起自咽鼓管外侧壁，绕过翼钩组成腭腱膜，附着于硬腭后缘。主要作用为拉紧软腭，可使咽鼓管开放。

3. 腭帆提肌

腭帆提肌(levator veli palatine)起自颞骨岩部下方颈动脉管的前方，肌纤维向

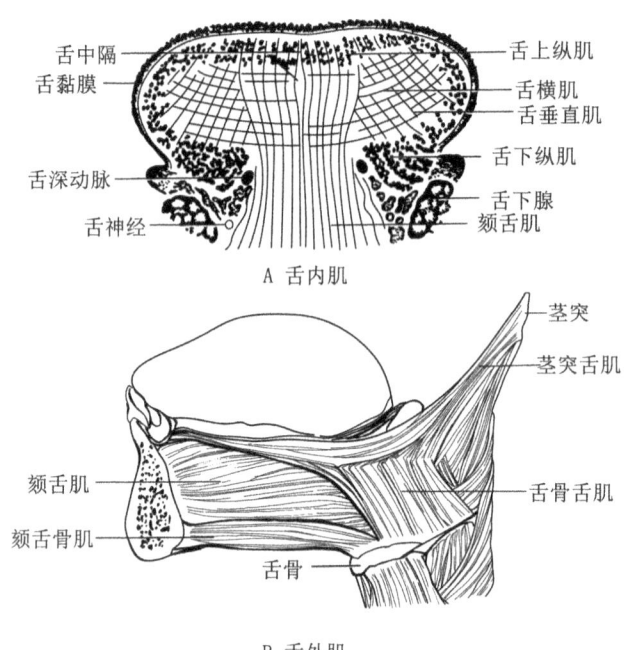

A 舌内肌

B 舌外肌

图 3-11 舌肌

前下走行,大部分纤维在中线汇合,小部分附着于腭腱膜。主要作用为上提软腭并参与咽侧壁向内侧收缩,发音时参与腭咽闭合。

4. 腭舌肌

腭舌肌(palatoglossus)见舌外肌。

5. 腭咽肌

腭咽肌(palatopharyngeus)起于软腭,止于咽侧壁及甲状软骨。主要作用是下降软腭,上提咽部。

6. 咽上缩肌

咽上缩肌(superior constrictor)起自翼钩、翼突下颌缝、下颌骨内斜线和舌侧方,两侧肌纤维在咽后壁汇合止于枕骨基部咽结节的腱膜。

7. 咽中缩肌

咽中缩肌(middle constrictor)起于舌骨、茎突舌骨韧带,与对侧肌共同止于咽后壁的中缝。

8. 咽下缩肌

咽下缩肌(inferior constrictor)起于甲状软骨、环状软骨,两侧纤维在咽喉壁中线汇合。

在吞咽时,咽上、中、下缩肌依次收缩,推动食物由上向下经咽进入食管。

9. 咽鼓管咽肌

咽鼓管咽肌(scalpingopharyngeus)起于咽鼓管咽口周围软骨,止于咽侧壁。收缩时可上提咽。

10. 茎突咽肌

茎突咽肌(stylopharyngeus)起于茎突,止于咽侧壁。收缩时可提咽(图 3-12,图 3-13)。

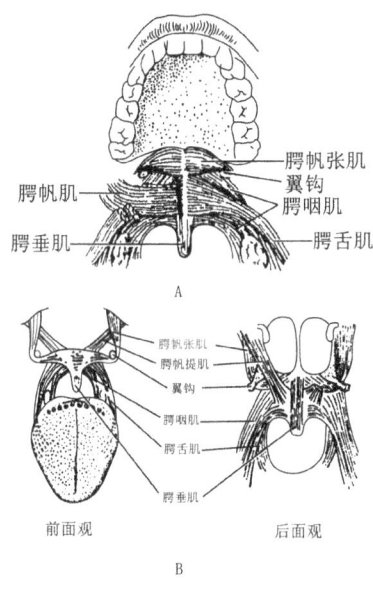

图 3-12 腭部肌

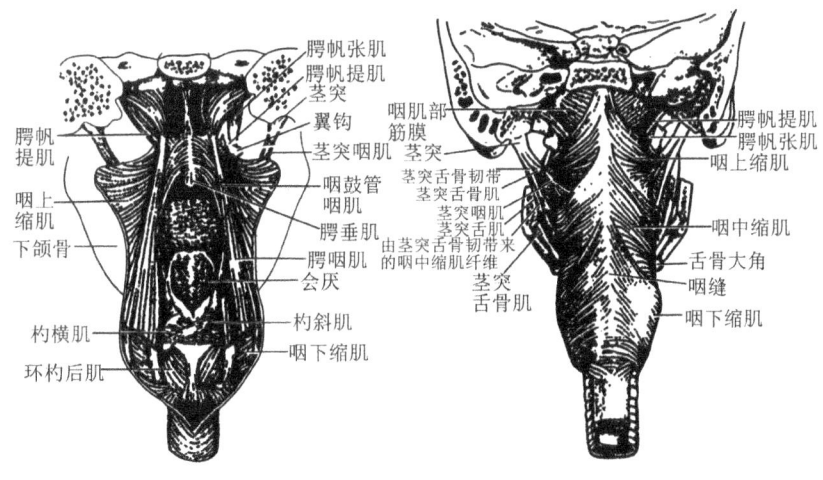

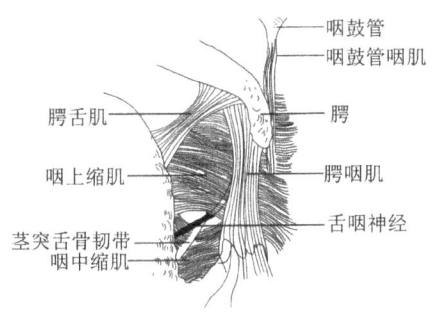

图 3-13 咽部肌

三、喉部肌

喉部肌包括喉内肌和喉外肌。喉内肌主要是调节喉口和声门裂大小以及声带的紧张和松弛,从而控制声音的高低和强弱;喉外肌主要调节喉的位置。喉肌主要包括环甲肌、环杓后肌、环杓内肌、甲杓肌、杓横肌、杓斜肌和杓会厌肌等(图3-14)。

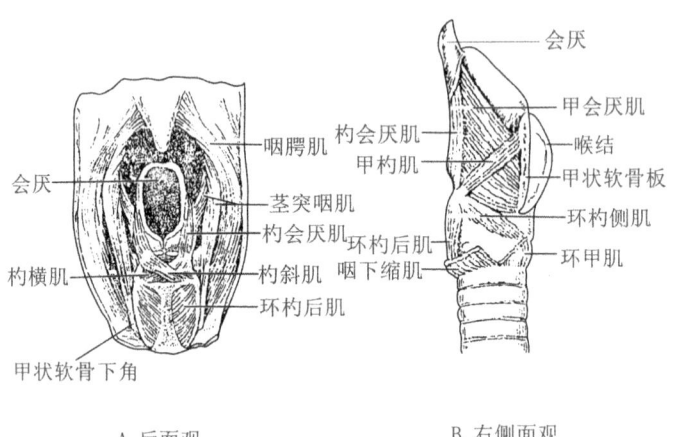

图 3-14 喉部肌

小结:

本章主要介绍了口腔周围配布的肌肉,口腔颌面颈部的肌群包括表情肌、咀嚼肌、颈部肌、舌、咽、腭、喉部肌等。其中,口周围肌和咀嚼肌因与口腔专业关系较为密切,故为本节学习的重点。

(河南大学　崔占军)

第四章 口腔颌面颈部血管

第一节 动 脉

口腔颌面颈部的血运十分丰富,其动脉主要来源于颈总动脉和锁骨下动脉。锁骨下动脉是供应颈部下份深层结构及大脑后1/3的主要动脉。颈总动脉在颈部分为颈内动脉和颈外动脉,颈内动脉经颈动脉管至颅腔,主要分布于主要分布于脑和视器。颈外动脉的分支主要分布于颈前部、面部、颅顶及硬脑膜等处,与口腔颌面部关系十分密切。

一、颈总动脉

左颈总动脉(left common carotid artery)起自主动脉弓,右颈总动脉(right common carotid artery)起自头臂干,经胸锁关节深面上行,走行于气管和喉的外侧,在甲状软骨的上缘高度分为颈内动脉和颈外动脉。颈总动脉分叉处有两个重要结构,即颈动脉窦和颈动脉体。

1. 颈动脉窦

颈动脉窦(carotid sinus)为颈总动脉分叉处或颈内动脉起始处的膨大部分,窦壁内含有压力感受器,当血压升高或受到其他压力刺激时,颈动脉窦可产生大量的神经冲动上传大脑皮层从而反射性地引起心率减慢,末梢血管扩张,使血压降低。临床上在颈总动脉分叉处附近进行手术时,常用利多卡因进行局部封闭,以避免出现由心率减慢,血压降低之颈动脉窦综合征。

2. 颈动脉体

颈动脉体(carotid body)为一棕色的椭圆形扁平小体,由结缔组织连于颈总动脉分叉处的后壁或其附近。颈动脉体内属于化学感受器,能感受血液中二氧化碳浓度的变化,当血液中二氧化碳浓度升高时,颈动脉体产生的神经冲动增强,促使大脑皮层发出指令,可反射性地使呼吸运动加快加深(图4-1)。

二、颈外动脉

颈外动脉(external carotid artery)在甲状软骨上缘自颈总动脉分出后,略向前弯曲向上行居颈内动脉前内侧,然后跨其前方绕至其前外侧上行进入腮腺内,上达下颌颈高度分为颞浅动脉及上颌动脉两终支。颈外动脉的分支有以下几支。

1. 甲状腺上动脉

甲状腺上动脉(superior thyroid artery)相当于舌骨大角稍下方,起自颈外动脉前内侧壁,分支供应甲状腺、喉黏膜、胸锁乳突肌、舌骨下肌群和喉肌等。甲状腺上动脉的起点为一重要的解剖学标志,临床上颈外动脉结扎术就选择在甲状腺上动脉和舌动脉之间进行(图4-1)。

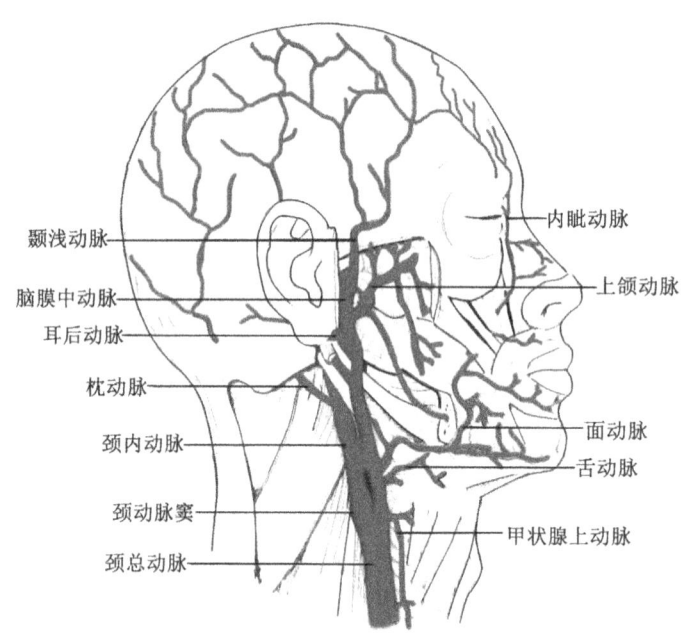

图 4-1 头颈部的动脉

扫码查看彩图

2. 舌动脉

舌动脉(lingual artery)在甲状腺上动脉起点的上方,平舌骨大角处起于颈外动脉。以舌骨舌肌为界限分为三段:

(1) 第一段:自舌动脉起点至舌骨舌肌后缘处。此段舌动脉位置表浅,易于暴露,常在此处进行舌动脉结扎术,以控制舌部手术或外伤时舌部出血。

(2) 第二段:为舌动脉走行于舌骨舌肌深面的部位。舌动脉在此段发出舌背动脉,供应舌根部的肌肉和黏膜。

(3) 第三段:舌动脉位于舌骨舌肌前缘之前的部分。舌动脉在舌骨舌肌前缘分为舌下动脉和舌深动脉两个终支。① 舌下动脉(sublingual artery),供应舌下腺、口底黏膜、邻近诸肌及下颌牙龈等处。舌下动脉于口底前磨牙区或第一磨牙处紧贴黏膜,当在该处使用锐器或牙科砂片不慎损伤口底黏膜时,可累及舌下动脉而导致严重出血。② 舌深动脉(deep lingual artery),是舌动脉的直接延续,分支供应舌肌及舌黏膜(图 4-1,4-2)。

3. 面动脉

面动脉(facial artery)又称颌外动脉(仅限于口腔相关资料中)。平舌骨大角稍上方起自颈外动脉前壁,行向前内上方,经下颌下腺深面,急转向外,在咬肌止点前缘绕下颌骨下缘到面部,经口角、鼻翼的外侧上达内眦,移行为内眦动脉。面动脉行程弯曲,以适应唇颊部的活动。面动脉在绕下颌骨下缘处位置表浅,由体表可摸到动脉搏动。在颌面部外伤出血时,可在咬肌前缘处向下颌骨压迫面动脉止血。

面动脉的主要分支有:

(1) 腭升动脉(ascending palatine artery):起自面动脉起始部,其分支分布于

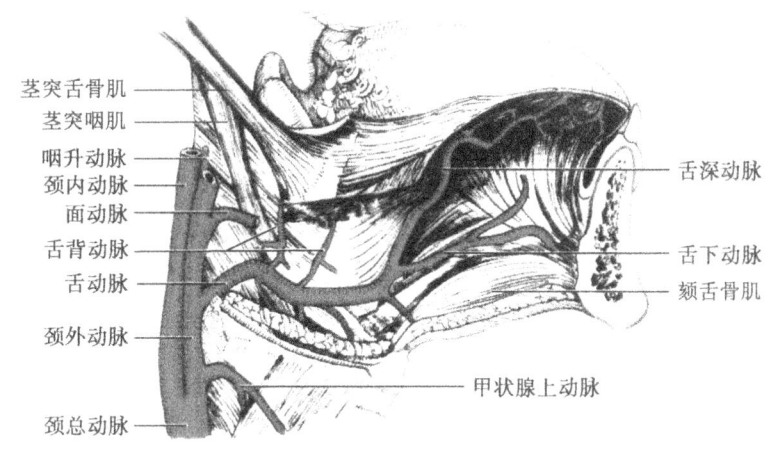

图 4-2 舌动脉

扫码查看彩图

软腭及腭扁桃体等处。

（2）颏下动脉（submental artery）：为面动脉在颈部的最大分支。在面动脉将要绕过下颌骨体下缘处发出，在下颌舌骨肌浅面前行至颏部，分支分布于舌下腺、颏部肌肉与皮肤，并与舌下动脉、下唇动脉、颏动脉相吻合。

（3）下唇动脉（inferior labial artery）：起自面动脉近下唇处，沿下唇黏膜下层迂曲前行至中线处与对侧同名动脉相吻合。分支供应下唇组织。

（4）上唇动脉（superior labial artery）：起自面动脉近上唇处，在口轮匝肌深面走向中线与对侧同名动脉相吻合。供应上唇组织。

（5）内眦动脉（angular artery）：是面动脉的终支，经鼻的外侧上行，分支分布于鼻背和鼻翼。动脉终端行至眼内眦，与眼动脉的分支吻合（图 4-1）。

4. 上颌动脉

上颌动脉（maxillary artery）又称颌内动脉。为颈外动脉的终支之一，于下颌骨髁突颈部内后方起自颈外动脉，经下颌颈与蝶下颌韧带之间进入颞下窝，继而通过翼上颌裂进入翼腭窝。动脉全程可分三段：

（1）下颌段：起始处至翼外肌下缘，此段的主要分支有：

① 脑膜中动脉（middle meningeal artery）：经耳颞神经两根之间，穿棘孔入颅腔，分布于硬脑膜。

② 下牙槽动脉（inferior alveolar artery）：于下颌支内面与下牙槽神经一起经下颌孔入下颌管。分支供应下颌牙髓腔、牙槽突、牙周膜、牙龈、颏部及下唇。

（2）翼肌段：通常经翼外肌下头的浅面（有时在肌的深面），斜向前上，行于颞肌深面，继经翼外肌两头之间至翼上颌裂。该段的分支主要供应咀嚼肌、颊肌以及颞下颌关节囊等结构。

（3）翼腭段：为上颌动脉的末段，经翼上颌裂进入翼腭窝。其主要分支有：

① 上牙槽后动脉（posterior superior alveolar artery）：上颌动脉进入翼腭窝之前发出，经牙槽孔进入上颌窦后壁的牙槽管，分布于上颌磨牙、前磨牙及其牙槽突、

颊侧黏膜和牙龈。

②眶下动脉(infraorbital artery):经眶下裂至眶腔,然后伴随眶下神经一起经眶下沟、眶下管出眶下孔至面部。其终支供应上唇、下睑、泪囊以及鼻的外侧面。眶下动脉行经眶下沟、眶下管的过程中,在沟或管内发出上牙槽中动脉及上牙槽前动脉。上牙槽中动脉沿上颌窦外侧壁内的牙槽管下降至牙尖部,上牙槽前动脉沿上颌窦前壁内的牙槽管下降至上颌切牙、尖牙部位及上颌窦黏膜。

③腭降动脉(descending palatine artery):在翼腭窝中发自上颌动脉,向下经翼腭管入口腔,分为腭大动脉和腭小动脉。腭大动脉自腭大孔穿出,分布于硬腭黏膜、粘液腺及腭侧牙龈。腭小动脉出腭小孔,分支供应软腭及腭扁桃体。

④蝶腭动脉(sphenopalatine artery):是上颌动脉的终支,经蝶腭孔向内至鼻腔,分支供应鼻腔外侧壁、鼻旁窦及鼻中隔(图4-1,4-3)。

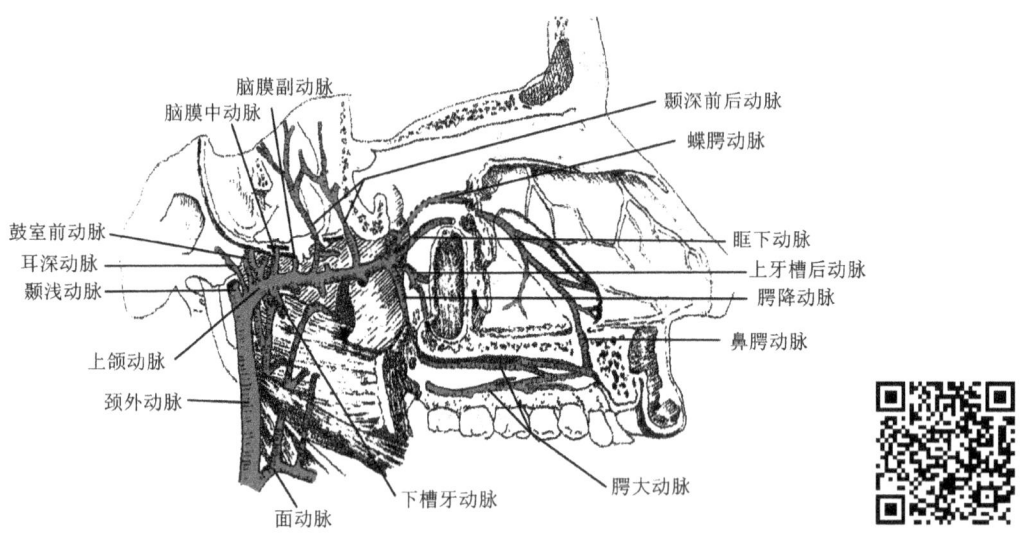

图4-3 上颌动脉及其分支

扫码查看彩图

5. 颞浅动脉

颞浅动脉(superficial temporal artery)也是颈外动脉的终支之一,在下颌骨髁突颈部平面发自颈外动脉,其较大的分支有:

(1)额支:分支营养额部。

(2)顶支:分支供应颅顶部软组织。

(3)面横动脉:分支供应腮腺、颞下颌关节、咬肌及邻近皮肤。

(4)颧眶动脉:分支供应眼轮匝肌。

颞浅动脉在颧弓根部上方,解剖位置恒定,位置表浅,仅位于皮肤和筋膜之下,在此能摸到动脉搏动,常用于测脉和压迫止血。

与颌面颈部供血有关的动脉还包括颈内动脉和锁骨下动脉,此处从略(图4-1)。

第二节 静脉、淋巴

一、静脉

口腔颌面颈部的静脉(vein)分浅静脉和深静脉两类,浅静脉接受口腔颌面颈部浅层组织血液,注入深静脉,再通过颈外静脉和颈内静脉回流心脏。

(一)口腔颌面颈部浅静脉

1. 面静脉

面静脉(facial vein)又称面前静脉。起始于内眦静脉,与面动脉伴行,在下颌角的后下方与下颌后静脉前支汇合形成面总静脉,注入颈内静脉。面静脉收集面前部软组织的静脉血,还通过面深静脉引流由翼丛而来的面深部的静脉血。

面静脉的静脉瓣大多缺如或者发育不健全,因而这些瓣膜不能很好地阻止血液逆流,当面部发生化脓性感染时,尤其是上唇和鼻根部炎症,易在面静脉内形成血栓,若处理不当或挤压,其感染源或栓子可经内眦静脉、眼上静脉而逆流至颅内的海面窦,或经面深静脉而至翼丛,再达海面窦,导致颅内严重的海面窦化脓性、血栓性静脉炎。故临床上常将鼻根部和两侧口角连成的三角区称为面部危险区。

2. 颞浅静脉

颞浅静脉(superficial temporal vein)起于头皮内的静脉网,由额支和顶支在颧弓上方汇合而成,于颧弓根浅面穿入腮腺,沿途接纳来自腮腺、颞下颌关节及耳郭的小静脉,最后于下颌骨髁突颈后方与上颌静脉合成下颌后静脉。

3. 颈外静脉

颈外静脉(external jugular vein):位置表浅,位于胸锁乳突肌表面,为颈部最大的浅静脉,由下颌后静脉的后支、耳后静脉与枕静脉汇合而成汇入锁骨下静脉或颈内静脉。颈外静脉主要收集枕部及颈外侧部表浅部位的血液(图4-4)。

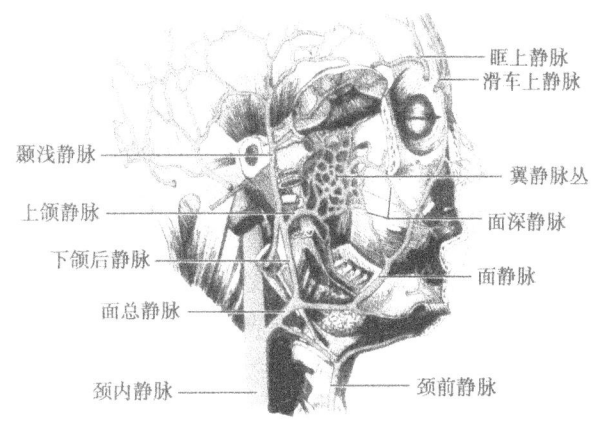

图 4-4 头颈部浅静脉

扫码查看彩图

(二) 口腔颌面颈部深静脉

1. 翼丛

翼丛(pterygoid plexus)位于颞下窝内,分布于颞肌及翼内、外肌之间,凡与上颌动脉分支伴行的静脉如脑膜中静脉、颞深静脉、上下牙槽静脉、咬肌静脉、颞肌静脉等均参与此丛的构成。该丛向后汇集成上颌静脉,在施行上牙槽后神经阻滞麻醉时,应正确掌握注射进针的方向、角度及深度,避免刺破翼丛而发生血肿。

翼丛与颅内外静脉具有广泛的交通。翼丛的交通途径如下:

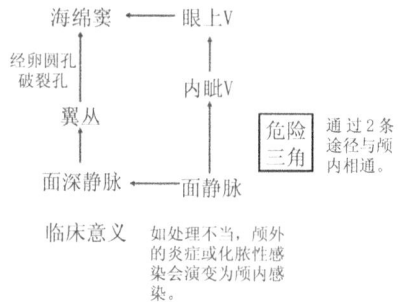

2. 上颌静脉

上颌静脉(maxillary vein)位于颞下窝内,起于翼丛的后端,短而粗,在下颌骨髁突颈部的后方与颞浅静脉汇合形成下颌后静脉。

3. 下颌后静脉

下颌后静脉(retromandibular vein)由颞浅静脉和上颌静脉在腮腺内于下颌骨髁突颈部后方合成,在腮腺下端穿出,继续下行在下颌角后方分为前后两支,前支向前下,在下颌角的后下方与面静脉汇合形成面总静脉,注入颈内静脉;后支向后下与耳后静脉汇合而成颈外静脉汇合,注入锁骨下静脉或颈内静脉。

4. 颈内静脉

颈内静脉(internal jugular vein)为头面颈部血液回流的主要静脉,在颈静脉孔处起于乙状窦,沿颈总动脉外侧下行,与锁骨下静脉汇合形成头臂静脉。颈内静脉的颅外属支有面总静脉、舌静脉、甲状腺静脉等(图4-5)。

二、淋巴结和淋巴管

口腔颌面颈部的淋巴结(lymphatic nodes)和淋巴管(lymphatic duct)较为丰富,共同组成此部的防御体系。淋巴结主要功能为产生淋巴细胞、滤过淋巴液并参与机体的免疫反应。

在正常情况下,淋巴结与软组织硬度相似,一般不易触及,但当其淋巴结所收纳的范围内有炎症时,该淋巴结就会肿大和疼痛。如系肿瘤侵及,淋巴结多呈无痛性肿大,质地由软变硬,逐渐固定并可触及。加之口腔颌面部原发恶性肿瘤大多沿淋巴管道转移,因而,掌握淋巴结的所在部位、收集范围、淋巴流向,特别是淋巴结的状态,对炎症或肿瘤的诊断和治疗以及预后的判断均具有极其重要的临床意义。

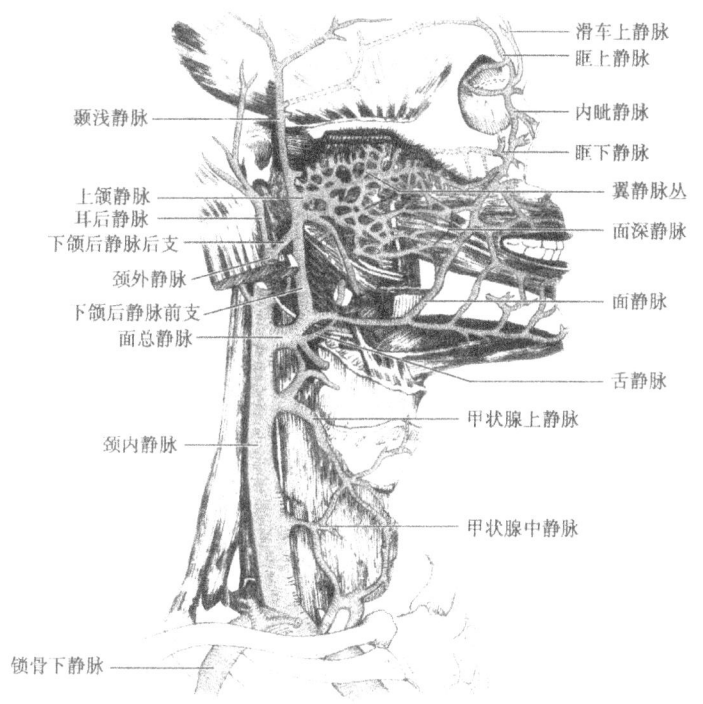

图 4-5　颌面部浅、深静脉

扫码查看彩图

与颌面部有关的淋巴结主要有：

1. 腮腺淋巴结

腮腺淋巴结（parotid lymphatic nodes）一般有 20 个左右，可分为腮腺浅淋巴结和腮腺深淋巴结。腮腺浅淋巴结主要收集来自颞区、额区以及耳郭、外耳道、上下睑的外侧部及鼻根部的淋巴。其输出管入腮腺深淋巴结和颈深上淋巴结；腮腺深淋巴结主要收集腮腺与腮腺相应的面部皮肤、眼睑外侧、外耳道、咽鼓管和鼓室黏膜的淋巴。其输出管入颈深上淋巴结。

2. 面淋巴结

面淋巴结（facial lymphatic nodes）一般位于面部皮下蜂窝组织内，表情肌的浅面。主要收集眼睑内侧、眦内侧及鼻等处的淋巴，还接纳上唇、颊部和颧部内侧的淋巴。其输出管主要至下颌下淋巴结。

3. 颏下淋巴结

颏下淋巴结（submental lymphatic nodes）1—4 个，位于两侧二腹肌前腹和舌骨之间的颏下三角蜂窝组织内。主要收集下唇中部、颏部、口底前部、下颌切牙及舌间等处的淋巴。其输出管入下颌下淋巴结或颈深上淋巴结。

4. 下颌下淋巴结

下颌下淋巴结（submandibular lymphatic nodes）3—10 个，在下颌下三角内。口腔颌面部的大部分淋巴引流至下颌下淋巴结，该节不仅接纳颏下淋巴结的输出管，而且还引流下颌下腺、舌下腺、上唇、下唇的外侧、颊部、鼻、牙龈、上下颌牙、眼睑内侧部、软腭和舌前 2/3 等处的淋巴。其输出管入颈深上淋巴结。

颈外侧深淋巴结直接或间接接纳头部诸淋巴结的输出管、舌、喉、食管和气管颈段、甲状腺、胸壁上部和乳房的淋巴管，以及腋尖淋巴结的部分输出管，其输出管合成颈干，左颈干注入胸导管，右颈干注入右淋巴导管（图 4-6，4-7）。

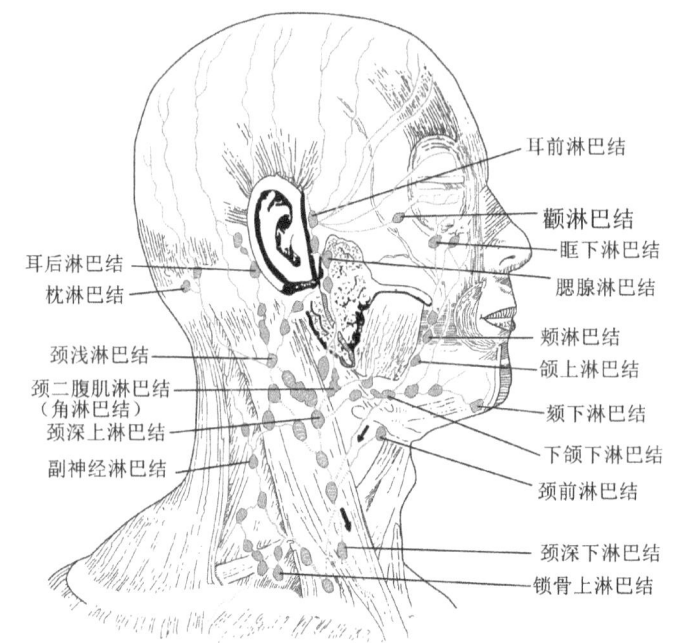

图 4-6　颌面颈部浅淋巴结　　　　　　　　　扫码查看彩图

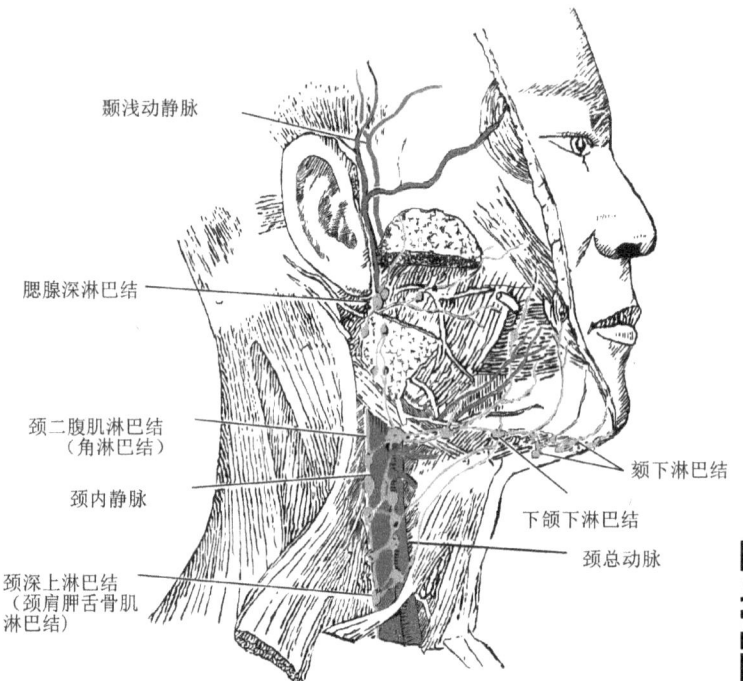

图 4-7　颌面颈部深淋巴结　　　　　　　　　扫码查看彩图

小结:

口腔颌面颈部的血运非常丰富,颈外动脉的分支主要分布于颈前部、面部、颅顶等处,与口腔专业关系十分密切;头颈部的静脉分浅静脉及深静脉两部分,浅静脉接受口腔颌面颈部浅层组织血液,注入深静脉,然后都注入颈内、外静脉,回流至心脏;头颈部的淋巴结及淋巴管较为丰富,共同形成该部位的防御系统。因此,了解淋巴结的位置及其收纳淋巴的范围,对疾病的诊断及治疗有重要意义。

(河南大学 刘中华)

第五章 口腔颌面颈部神经

与口腔颌面颈部关系密切的神经主要有：三叉神经、面神经、舌下神经、舌咽神经、迷走神经、副神经等脑神经和颈部的脊神经以及颈部内脏神经。

第一节 三叉神经

三叉神经(trigeminal nerve)为与口腔颌面颈部关系最密切的一对脑神经，是口腔颌面部主要的感觉神经和咀嚼肌的运动及本体感觉神经。三叉神经为以感觉为主的混合性神经，含有两种纤维成分：

① 感觉纤维：三叉神经感觉根在颞骨岩部尖端扩展为扁平的半月神经节，又称三叉神经节(trigeminal ganglion)，节内含有假单极感觉神经细胞的胞体。其中枢突形成感觉根，周围突分别聚集成眼神经、上颌神经和部分下颌神经。

三叉神经节为最大的脑神经节，临床上可经面部皮肤穿刺卵圆孔，依据进针的方向和深度将穿刺针刺入三叉神经节，为原发性三叉神经痛患者提供相应治疗。

② 运动纤维：起自脑桥部的三叉神经运动核，该运动纤维加入三叉神经第三支－下颌神经，出卵圆孔，支配咀嚼肌。

因此，在三叉神经三大分支中，只有下颌神经既含有感觉纤维又含有运动纤维，为混合性神经，眼神经和上颌神经均为感觉性神经。三叉神经感觉纤维在面部的分布约以眼裂、口裂为分界(图 5-1,5-2)。

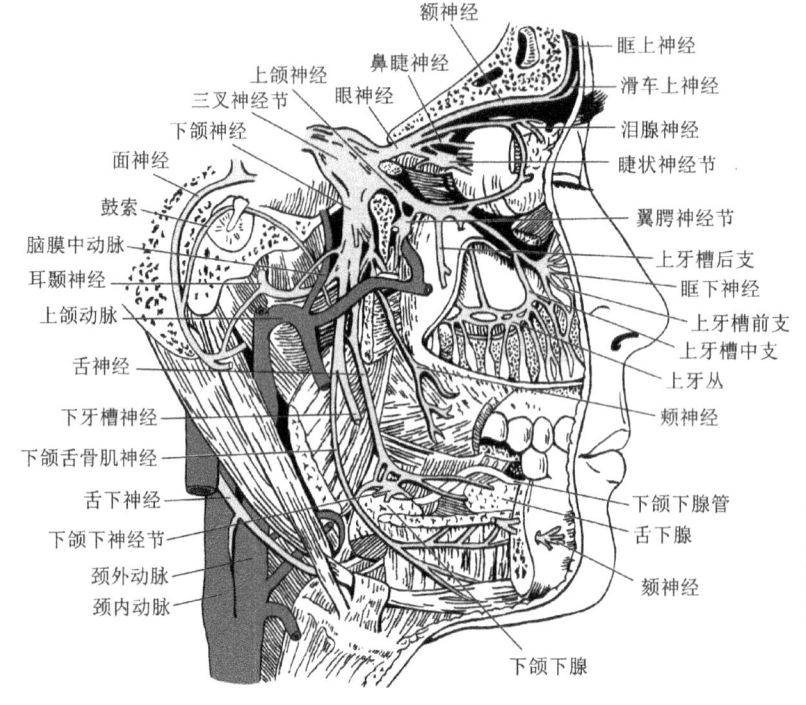

扫码查看彩图

图 5-1 三叉神经

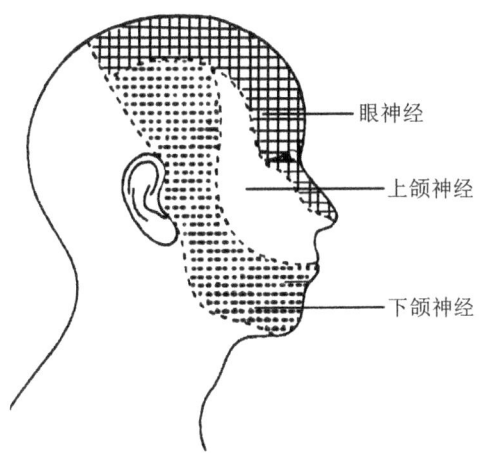

图 5-2 三叉神经感觉纤维在面部的分布

一、眼神经

眼神经(ophthalmic nerve)是三叉神经中最细小者,属于感觉神经,在近眶上裂处分为泪腺神经、额神经及鼻睫神经等三支,后经眶上裂入眶,分布于泪腺、眼球、眼睑、眼裂以上前额皮肤、鼻的大部皮肤以及部分鼻黏膜(图5-1)。

二、上颌神经

上颌神经(maxillary nerve)为感觉性神经,向前穿圆孔进入翼腭窝,斜向前外经眶下裂入眶,改称为眶下神经,行于眶下沟、眶下管内,出眶下孔达面部。依其行程,可将上颌神经分为四段(图5-3)。

(一)颅中窝段

发出脑膜中神经,分布于硬脑膜。

(二)翼腭窝段

发出颧神经、翼腭神经(鼻支、腭前、中、后神经)及上牙槽后神经。

1. 颧神经

颧神经(zygomatic nerve)经眶下裂入眶,分布于颧、颞部皮肤。颧神经还借交通支把来自于面神经的副交感节后纤维导入泪腺神经,控制泪腺的分泌。

2. 翼腭神经

翼腭神经(pterygopalatine nerve)亦称神经节支,一般是由上颌神经在翼腭窝内向下发出两条小支,穿经翼腭神经节,与翼腭神经节发出的节后纤维一起组成眶支、鼻支、腭神经等分支:

(1) 鼻支(nassal branches):由翼腭窝向内侧经蝶腭孔入鼻腔,分支分布于鼻甲和鼻中隔的黏膜。其中一支为鼻腭神经,分布于鼻中隔,然后出切牙孔,分布于 3—1 | 1—3 的腭侧黏骨膜及牙龈。

(2) 腭神经(palatine nerve)：由翼腭窝向下经翼腭管入口腔，分为腭前、中、后神经。腭前神经出腭大孔向前行，分布于 8－3｜3－8 的腭侧粘骨膜及牙龈。腭中、后神经均出小孔，分布于软腭及腭扁桃体。临床上进行上颌神经阻滞麻醉时，常由腭大孔进针。

3. 上牙槽后神经

上牙槽后神经(posterior superior alveolar nerve)：由翼腭窝向外经翼上颌裂进入颞下窝，在上颌结节后面发出上牙龈支至上颌磨牙颊侧的黏膜及牙龈，另有分支与上牙槽后动脉伴行进入上颌牙槽孔，经上颌窦后壁的牙槽管下行，分布于一侧上颌磨牙牙周膜、牙槽骨及牙髓(除上颌第一磨牙近中颊根外)(图5-3，5-4)。

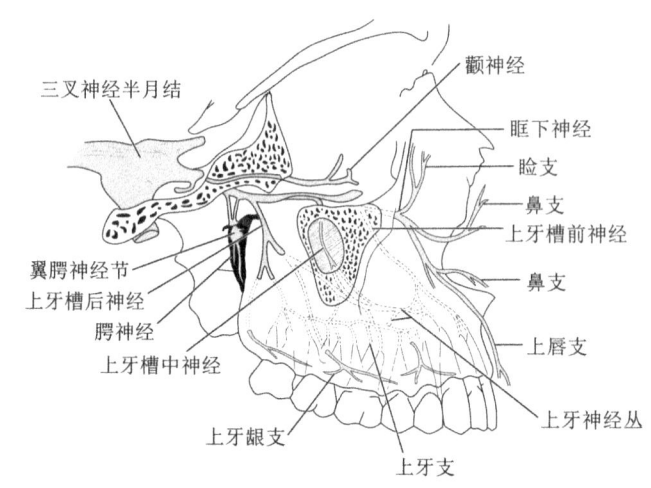

图 5-3 上颌神经

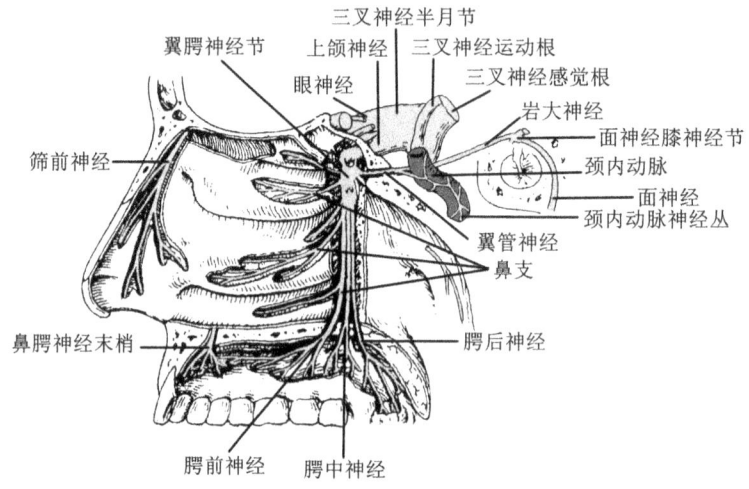

图 5-4 蝶腭神经及其分支

(三) 眶下管段

上颌神经由翼腭窝向前经眶下裂入眶，称眶下神经。走行于眶下沟、眶下管内,发出上牙槽中神经及上牙槽前神经。

1. 上牙槽中神经

上牙槽中神经(middle superior alveolar nerve)自眶下管后段起自眶下神经,分布于一侧上颌前磨牙和上颌第一磨牙的近中颊根牙髓及其牙周膜、牙槽骨、颊侧牙龈及上颌窦黏膜,并与上牙槽前、后神经吻合,组成上牙神经丛。

2. 上牙槽前神经

上牙槽前神经(anterior superior alveolar nerve)自眶下管中段起自眶下神经,分布于上颌切牙、尖牙牙髓及其牙周膜、牙槽骨、唇侧牙龈及上颌窦黏膜。上牙槽神经发出鼻支,分布于下鼻道外侧壁前区及鼻腔底的黏膜。

上牙槽前、中、后神经在上颌骨牙槽突基底部交互吻合形成上牙神经丛,由该丛再发出终支至上颌牙、牙周膜及牙龈(图5-1,5-3)。

(四) 面段

上颌神经于眶下孔处发出睑下支、鼻支及上唇支。

1. 睑下支

睑下支(palpebral branches)分布于下睑皮肤。

2. 鼻支

鼻支(nasal branches)分布于鼻侧部及鼻前庭皮肤。

3. 上唇支

上唇支(superior labial branches)分布于上唇皮肤和黏膜。

临床上可将注射针头经眶下孔刺入眶下管,行眶下神经阻滞麻醉(麻醉上牙槽前、中神经)。在上颌骨体后方上颌结节上方可行上牙槽后神经阻滞麻醉(图5-1,5-3)。

三、下颌神经

下颌神经(mandibular nerve)系三叉神经最粗大的分支,属混合性神经。经卵圆孔出颅,其主要分支如下:

1. 脑膜支

脑膜支(meningeal branch)经棘孔入颅,分布于硬脑膜,管理其感觉。

2. 翼内肌神经

翼内肌神经(medial pterygoid nerve)自翼内肌深面进入该肌,分布于翼内肌,管理其运动。

3. 下颌神经前干

大部分为运动纤维,唯一的感觉纤维为颊神经。

(1) 颞深神经(deep temporal nerves):分布于颞肌,管理其运动。

(2) 咬肌神经(masseteric nerve):分布于咬肌,管理其运动。

(3) 翼外肌神经(lateral pterygoid nerve):分布于翼外肌,管理其运动。

(4) 颊神经(buccal nerve)：分布于下颌第二前磨牙及磨牙的颊侧牙龈及颊部的黏膜和皮肤，管理其感觉。

4. 下颌神经后干

下颌神经后干分为三条神经即耳颞神经、舌神经和下牙槽神经。其中耳颞神经和舌神经为感觉神经，下牙槽神经为混合神经。

(1) 耳颞神经(auriculotemporal nerve)：通常以两根包绕脑膜中动脉合并为一干，向后走行。其主要分支有关节支、外耳道支、腮腺支及颞浅支，分布于颞下颌关节、耳郭前上部及外耳道、腮腺及颞区的皮肤。

由脑干下泌涎核发出的副交感节前纤维随舌咽神经的分支—鼓室神经、岩小神经到耳神经节交换神经元，节后纤维随耳颞神经进入腮腺，管理腮腺分泌。

(2) 舌神经(lingual nerve)：主要分布于下颌同侧舌侧牙龈、舌前2/3黏膜、口底黏膜和舌下腺，管理这些部位一般感觉。舌神经在向前下走行过程中有面神经的鼓索加入，鼓索内含两种纤维，一是味觉纤维，分布于舌前2/3的味蕾，司味觉；二是副交感纤维，在下颌下神经节交换神经元，节后纤维分布于舌下腺及下颌下腺，管理其分泌。

(3) 下牙槽神经(inferior alveolar nerve)：与下牙槽动、静脉伴行经下颌孔入下颌管，在前磨牙的下方分为两个终支，一支为颏神经，行向后、上、外方经颏管出颏孔，分布于唇侧下颌中切牙至第一前磨牙的牙龈、下唇黏膜和皮肤及颏部皮肤；另一支在下颌管内继续前行称为切牙支，分布与下颌第一前磨牙、尖牙及切牙。下牙槽舌神经在下颌管内发出一系列分支，相互吻合形成下牙神经丛，由此丛再发出终支分布于下颌牙的牙髓及其牙周膜、牙槽骨，管理其感觉。此外，下牙槽神经在进入下颌孔前还发出下颌舌骨肌神经，该神经沿下颌舌骨沟向前下行，分布于下颌舌骨肌及二腹肌前腹，管理其运动（图5-1）。

(四) 上、下颌神经在口腔内的分布（图5-5）

1. 上颌牙及牙周组织的神经支配

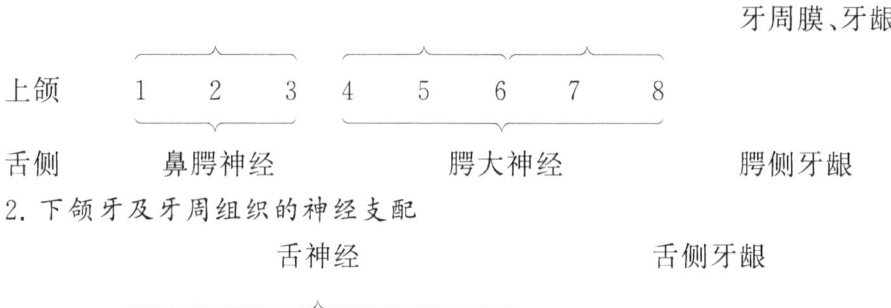

2. 下颌牙及牙周组织的神经支配

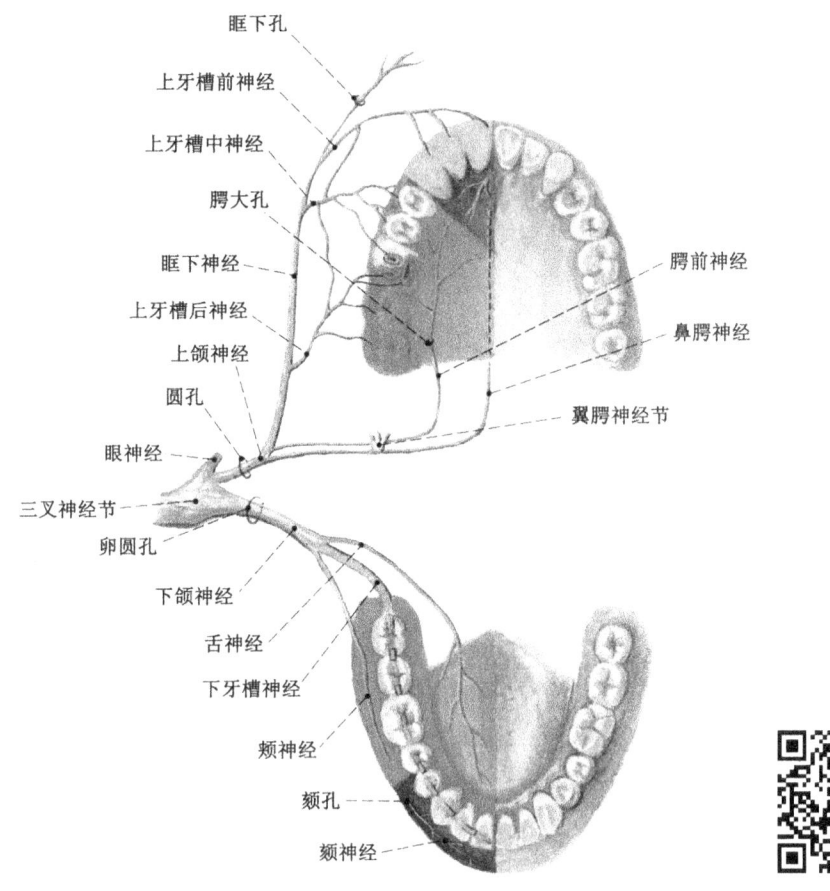

图 5-5 上、下颌神经在口腔内的分布

扫码查看彩图

第二节 面神经、舌咽神经及舌下神经

一、面神经

面神经(facial nerve)为混合性神经,含有四种纤维:

① 特殊内脏运动纤维:起于脑桥下部网状结构腹外侧部的面神经核,支配面部表情肌、颈阔肌、镫骨肌、二腹肌和茎突舌骨肌。

② 一般内脏运动纤维(副交感纤维):起自上涎核,主要有两部分纤维构成。一部分纤维经岩大神经至碟腭神经节交换神经元,节后纤维分布至泪腺、腭及鼻腔黏膜的腺体;另一部分纤维通过鼓索加入到舌神经,至下颌下神经节交换神经元,节后纤维支配舌下腺和下颌下腺。

③ 特殊内脏感觉纤维(味觉纤维):其神经元胞体位于面神经管内的膝神经节,神经元的周围突经鼓索加入舌神经至舌,司舌前 2/3 的味觉,其中枢突止于延髓的孤束核。

④ 一般躯体感觉纤维:其神经元胞体位于面神经管内的膝神经节,神经元的

周围突分布于外耳道及耳后皮肤,管理其感觉,其中枢突止于延髓的三叉神经脊束核。

面神经于脑桥延髓沟的外侧出脑后进入内耳道,穿内耳道底行于颞骨岩部的面神经管内,出茎乳孔,向前穿过腮腺后内侧面,形成腮腺丛,在腮腺前缘发出若干分支。以茎乳孔为界,可将面神经分为面神经管段及颅外段。

(一) 面神经管段内的分支

1. 岩大神经

岩大神经(greater petrosal nerve)为面神经的第一个分支,主要含有来自上泌涎核发出的副交感节前纤维,该纤维自面神经膝发出后经翼管至蝶腭神经节交换神经元,节后纤维支配泪腺、鼻和腭黏膜的腺体。

2. 镫骨肌神经

镫骨肌神经(stapedial nerve)在岩大神经与鼓索之间发自面神经干,支配镫骨肌。

3. 鼓索

鼓索(chorda tympani)在茎乳孔上方约6mm处发自面神经干,经鼓室至颞下窝,向前下行汇入舌神经。鼓索包含的味觉纤维,分布于舌前2/3的味蕾,司味觉;副交感纤维经下颌下神经节交换神经元,节后纤维分布于下颌下腺及舌下腺,管理其分泌。

(二) 面神经颅外段的分支

1. 面神经主干在进入腮腺前发出分支

(1) 耳后神经(poster auricular nerve):在茎乳孔下方1-2mm处发出,支配耳后肌和枕肌。

(2) 二腹肌支(digastric branch):在近茎乳孔处发出,支配二腹肌。

(3) 茎突舌骨肌支(stylohyoid branch):在近茎乳孔处发出,支配茎突舌骨肌。

2. 面神经干在腮腺内发出分支

(1) 颞支(temporal branches):多为1-2支,分布于额肌、眼轮匝肌上份、耳前肌和耳上肌。该支受损,临床上可出现同侧额纹消失。

(2) 颧支(zygomatic branches):多为2-3支,分布于眼轮匝肌、颧大肌、颧小肌、提上唇肌和提上唇鼻翼肌。颧支损伤后,眼睑不能闭合。

(3) 颊支(buccal branches):多为3-6支,分布于颧大肌、笑肌、颧小肌、提上唇肌、提上唇鼻翼肌、提口角肌、切牙肌、口轮匝肌、鼻肌及颊肌。颊支损伤,可出现鼻唇沟变浅或消失、上唇运动力减弱或偏斜以及事物积存于颊部等症状。

(4) 下颌缘支(marginal mandibular branch or branches):多为1-3支,支配降口角肌、降下唇肌及颏肌。下颌缘支损伤,可导致患侧口角下垂,流口水。

(5) 颈支(cervical branch or branches):多为1-3支,分布于颈阔肌。

面神经损伤发生在不同部位,出现的症状也有较大差别。面神经管外损伤,出现损伤侧表情肌瘫痪;面神经管内损伤若发生在鼓索和镫骨肌支之间,除了损伤侧面瘫外,还出现舌前 2/3 味觉障碍和下颌下腺、舌下腺分泌障碍;面神经管内损伤若发生在镫骨肌支和岩大神经之间,除了损伤侧面瘫、舌前 2/3 味觉障碍和下颌下腺、舌下腺分泌障碍外,还出现损伤侧听觉过敏;面神经管内损伤若发生在岩大神经发出之前,除了损伤侧面瘫、舌前 2/3 味觉障碍、下颌下腺舌下腺分泌障碍和听觉过敏外,还出现损伤侧泪腺、鼻腭部黏膜腺分泌障碍(图 5-6,5-7)。

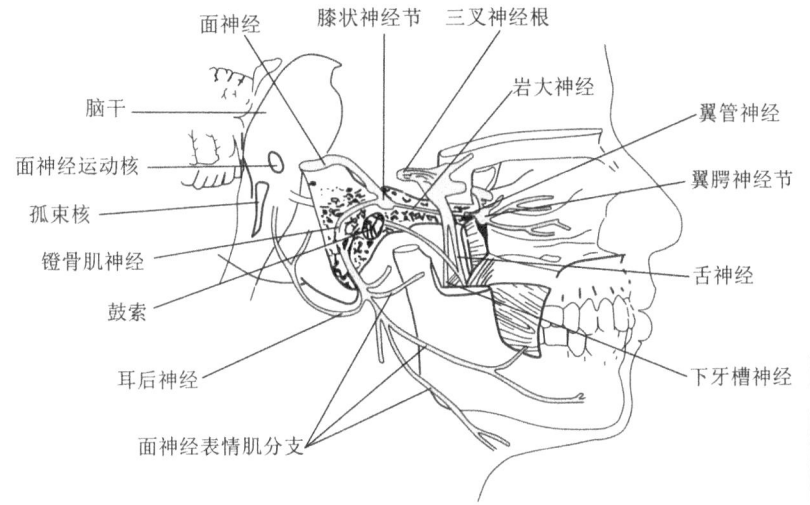

图 5-6　面神经及其分支

扫码查看彩图

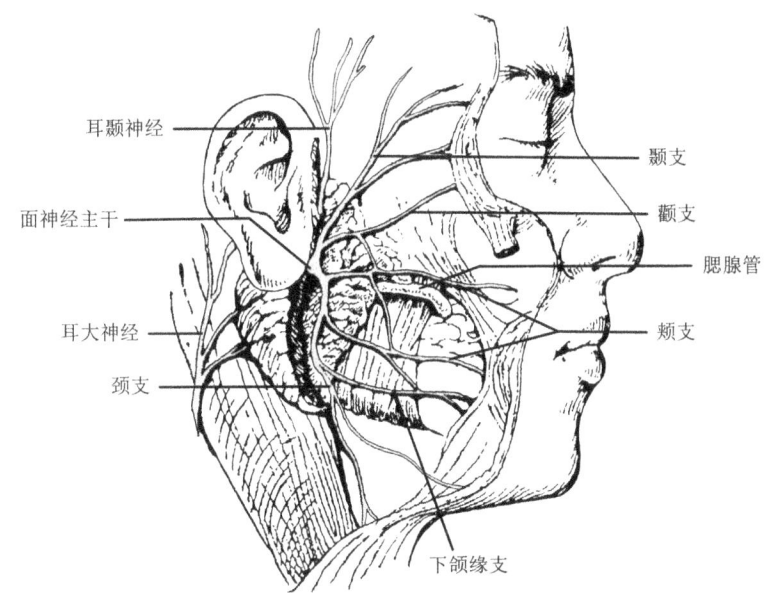

图 5-7　面神经的分支与吻合

扫码查看彩图

(三) 面瘫

面瘫,又叫面神经麻痹。根据面瘫的病因,可分为中枢性面瘫与周围性面瘫两种:

1. 中枢性面瘫

病因:中枢性面瘫是面神经核上行通路任何部位受损引起得,最常见的受损处是内囊,可能的病因是颈内动脉系统闭塞,尤以大脑中动脉主干及分支闭塞更为多见,也可因血管瘤或高血压性血管病变所致颅内出血以及颅内肿瘤所致。

中枢性面瘫是损伤对侧眼裂以下的表情肌瘫痪,无额部的瘫痪,面额纹与对侧深度相等,眉毛高度与睑裂大小均与对侧无异。中枢性面神经麻痹时,面下部肌肉出现瘫痪,即颊肌、口开大肌、口轮匝肌等麻痹,故患者于静止位时该侧鼻唇沟变浅,口角下垂,示齿动作时口角歪向健侧;常伴随言语不清、半身麻木、半身瘫痪等症状。

2. 周围性面瘫

周围性面瘫是指特发性面神经麻痹,又称贝耳麻痹,是指原因不明,它是茎乳孔以上面神经管内段面神经的一种急性单侧非化脓性炎症,系常见病。我们通常所说的面瘫,多是指周围性面瘫。

任何年龄均可发病,男性略多。通常急性起病,于数小时或1-2天内达高峰。病初可有下颌角或耳后疼痛。主要症状为损伤同侧面部表情肌瘫痪,额纹消失,不能皱眉,眼裂不能闭合或闭合不全,试闭眼时,瘫痪侧眼球向上外方转动,露出白色巩膜,称贝耳现象。病侧鼻唇沟变浅、口角下垂,面部被牵向健侧,因口轮匝肌瘫痪而鼓气或吹口哨时漏气,因颊肌瘫痪而食物易滞留于病侧齿颊之间。

3. 如何区别中枢性面瘫和周围性面瘫

周围性与中枢性面瘫的鉴别对于瘫痪明显者通过上面对二者的界定很容易区别,但是早期的患者或极轻者鉴别有一定的困难。可以从以下几方面进行鉴别:

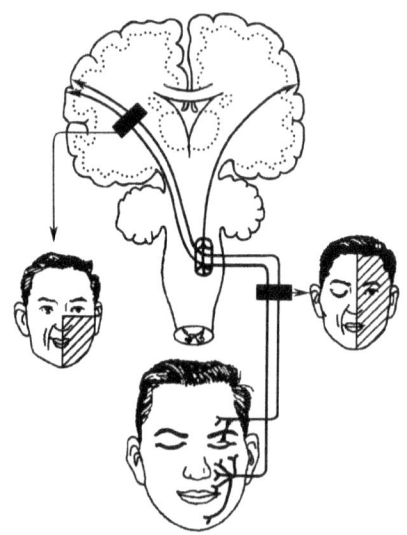

图 5-8 中枢性面瘫和周围性面瘫

① 表情运动,周围性者瘫痪更加明显,而中枢性者哭笑时并不表现瘫痪。
② 掌颏反射,周围性面瘫时无或减弱,中枢性面瘫时有或亢进,但此法不太可靠。
③ 将其他体征联系起来进行综合判定。

二、舌咽神经

舌咽神经(glossopharyngeal nerve)为混合性神经,含有五种纤维:① 特殊内脏运动纤维起自疑核,支配茎突咽肌;② 一般内脏感觉纤维分布于咽、咽鼓管、舌后 1/3、鼓室等处的黏膜,及颈动脉窦和颈动脉体,管理其感觉;③ 一般内脏运动纤维(副交感纤维)起自下泌涎核,控制腮腺的分泌;④ 特殊内脏感觉纤维分布于舌后 1/3 的味蕾,司味觉;⑤ 一般躯体感觉纤维分布于耳后皮肤,管理其感觉。

舌咽神经自颈静脉孔出颅,发出主要分支为:

① 鼓室神经(tympanic nerve):含有两种纤维,一般内脏感觉纤维分布于鼓室、乳突小房和咽鼓管黏膜,司其感觉;一般内脏运动纤维经鼓室丛、岩小神经入耳神经节交换神经元,节后纤维经耳颞神经到腮腺,司其分泌。

② 颈动脉窦支(carotid sinus branch):分布于颈动脉窦的压力感受器和颈动脉体的化学感受器,感受动脉血压的变化和血压中二氧化碳浓度的变化。

③ 咽支(pharyngeal branches):与迷走神经和交感神经的咽支汇合形成咽丛,分布于咽黏膜。

④ 肌支(muscular branch):支配茎突咽肌。

⑤ 扁桃体支(tonsillar branches):与上颌神经的腭中神经、腭后神经汇合形成神经丛,分支分布于腭扁桃体、软腭及咽峡。

⑥ 舌支(lingual branches):分布于舌后 1/3,管理舌后 1/3 的一般感觉和味觉(图 5-9)。

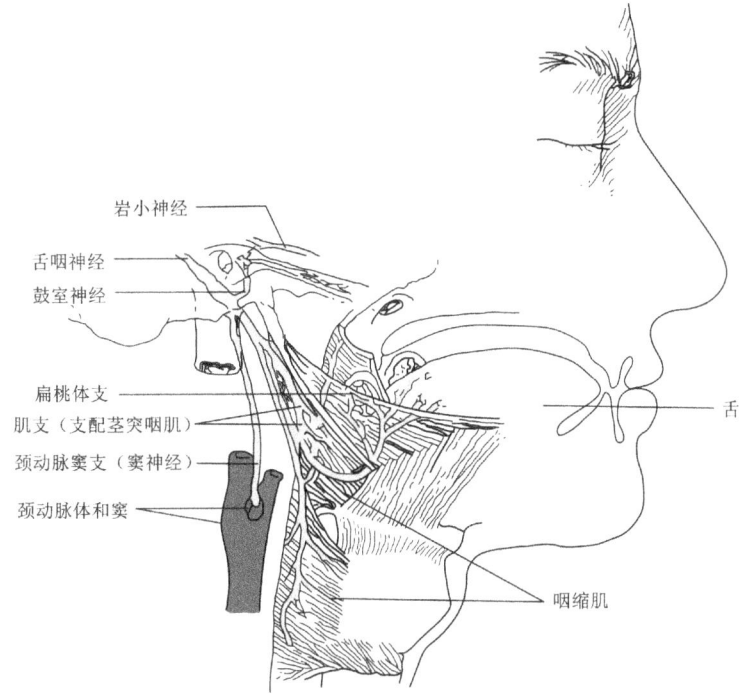

图 5-9　舌咽神经

三、舌下神经

舌下神经(hypoglossal nerve)为运动神经。由延髓内舌下神经核发出,经延髓前外侧沟出脑,穿舌下神经管出颅,支配全部舌内肌和舌外肌。

一侧舌下神经损伤,受伤侧舌肌瘫痪,继而舌肌萎缩,伸舌时舌尖歪向瘫痪侧(图 5-10)。

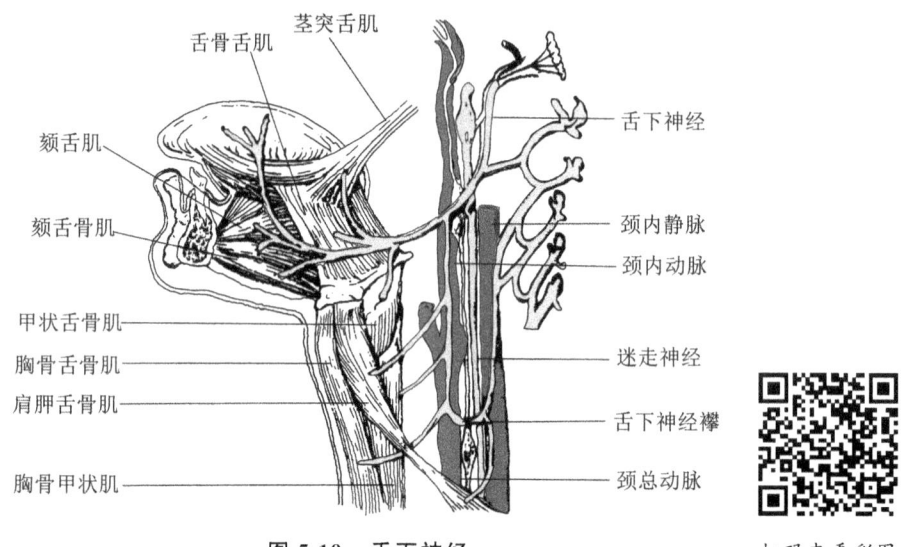

图 5-10 舌下神经

扫码查看彩图

小结:

在周围神经中,分布于口腔颌面颈部且与口腔学科关系密切的主要神经为三叉神经、面神经、舌咽神经及舌下神经。其中,三叉神经的成分、三叉神经节的位置及分支名称,上、下颌神经的出颅部位及在上、下颌牙与牙周组织的神经分布为本节学习的重点内容。同时这部分内容与口腔临床关系密切,对于疾病的诊断和治疗具有重要意义,也为后续的口腔临床课的学习奠定良好的基础。

(河南大学 崔占军)

第六章 唾液腺

唾液腺包括大的唾液腺和小的唾液腺两种，都通过导管开口于口腔，大唾液腺主要包括：腮腺、舌下腺和下颌下腺三种(图6-1)。

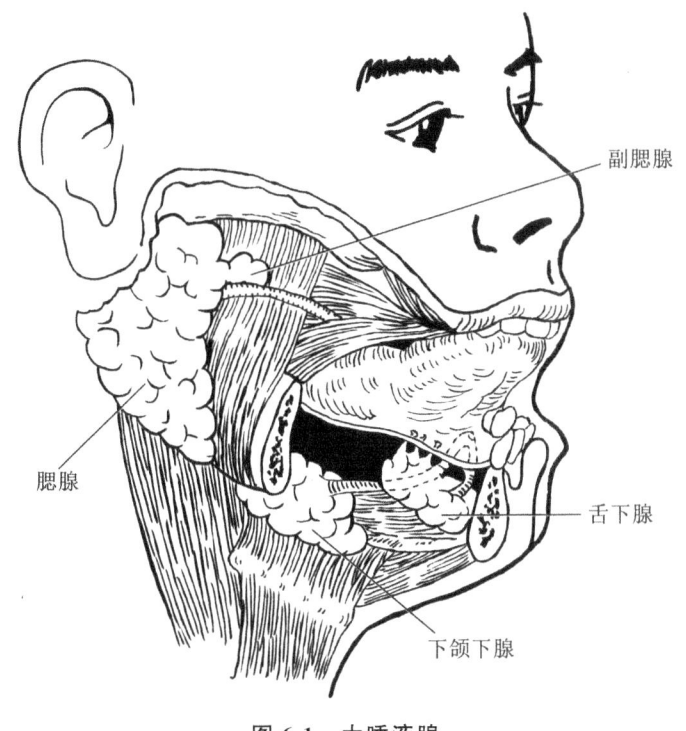

图 6-1 大唾液腺

一、腮腺

腮腺(parotid gland)是人体最大的一对唾液腺，重20－30g，左右对称。

1. 位置和形态

腮腺位于颧弓以下，外耳道前下，下颌支的后外方。其基本形态为底向外侧，尖朝内侧的不规则锥体形。

2. 腮腺鞘

腮腺鞘(parotid capsule)是颈深筋膜浅层的延续，分为浅、深两层筋膜，以浅层筋膜为主。浅层筋膜上方附着于颧弓的下缘，下方附着于下颌角，前方与咬肌筋膜相连，后方附着于乳突。浅层筋膜较致密，与腮腺紧密连接，并深入腮腺内部，把腮腺分隔成多个腮腺小叶。

临床上由病毒感染所引发的流行性腮腺炎，会出现腮腺肿胀，由于腮腺鞘较致密，向外扩张的余地有限，因此，急性腮腺炎患者腮腺肿大时会出现剧烈疼痛。

3. 腮腺管

腮腺管（parotid duct）管壁较厚，长 5—7cm，管径 0.3—0.5cm。在腺体的前缘穿出，于颧弓下缘 1.5cm 水平向前走行，跨过咬肌表面，在咬肌前缘近直角向内穿过颊脂垫和颊肌，开口于上颌第二磨牙所对的颊黏膜处，开口部位称为腮腺管乳头。

4. 腮腺毗邻

（1）上面

上面与外耳道毗邻，腮腺上缘相邻的重要血管神经从后向前为：颞浅静脉、耳颞神经、颞浅动脉、面神经颞支及颧支。

（2）前内侧面

腮腺前内侧包绕翼内肌、咬肌后缘以及下颌支。腮腺前缘邻接的结构从上向下为：面横动脉及静脉、面神经颧支、面神经上颊支、腮腺管、面神经下颊支及下颌缘支。

（3）后内侧面

腮腺后内侧由外向内依次为：乳突和胸锁乳突肌前缘、二腹肌后腹、茎突以及附着于茎突的肌肉。面神经干与茎突和乳突之间进入腮腺。

（4）浅面

腮腺浅面由外向内依次为：皮肤、浅筋膜、颈阔肌、腮腺鞘浅层。

5. 腮腺的血管、神经以及淋巴回流

（1）血管

腮腺的血液供应主要来源于颞浅动脉和耳后动脉，由下颌后静脉回流至颈外静脉。

（2）神经

腮腺的感觉神经主要来自耳大神经和耳颞神经的分支，支配腮腺分泌的副交感神经来自脑干内下泌涎核，其发出的副交感节前纤维随舌咽神经走行，至耳神经节交换神经元，节后纤维通过耳颞神经管理腮腺分泌。

（3）淋巴

腮腺淋巴结大约有 20 个，分为腮腺浅、深淋巴结，其输出管流入颈深淋巴结和锁骨上淋巴结。

链接：面神经与腮腺

面神经与腮腺关系密切，面神经出茎乳孔后进入腮腺深面，继而穿过腮腺，与腮腺前缘发出若干分支分布于表情肌。若腮腺有肿瘤需要切除时，需先充分分离面神经，再行切除手术（图 6-1，图 6-2）。

二、下颌下腺

下颌下腺（submandibular gland）重 10—20g，左右各一。

1. 位置和形态

下颌下腺呈扁的卵圆形,位于下颌骨下缘、二腹肌前腹、后腹共同围成的下颌下三角内,前邻二腹肌前腹,后借茎突下颌韧带与腮腺分隔,上至下颌骨体内侧面,下邻二腹肌中间腱。

2. 下颌下腺鞘

下颌下腺鞘(capsule of submandibular gland)由颈深筋膜浅层包绕形成,下颌下腺鞘与腺体连接疏松,在行下颌下腺摘除术时,很容易将下颌下腺从鞘内剥离出来。

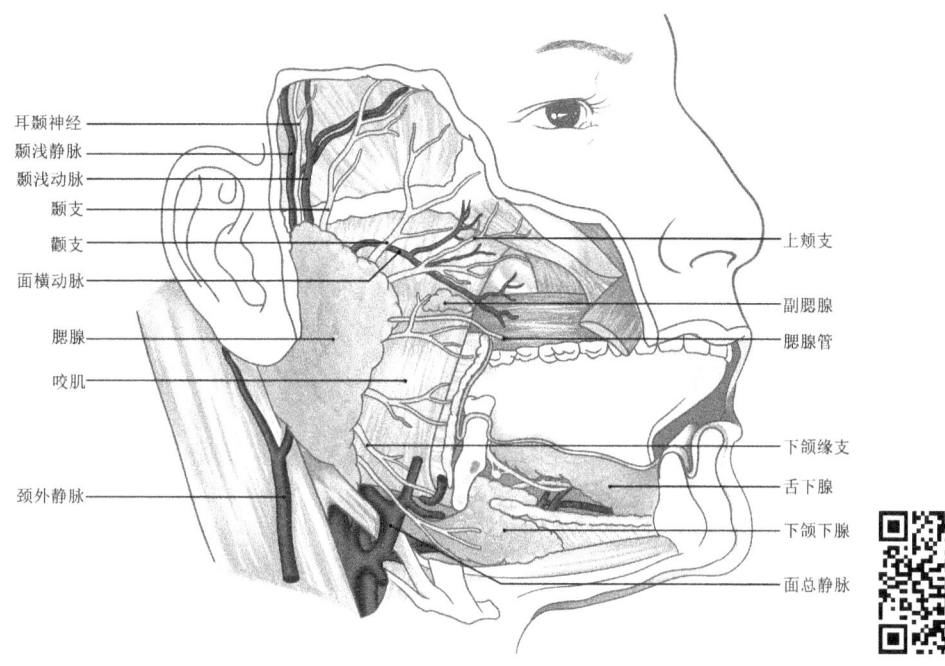

图6-2 腮腺、下颌下腺与舌下腺　　　　　扫码查看彩图

3. 下颌下腺管

下颌下腺管(duct of submandibular gland)长约5cm,直径2—4mm,起自下颌下腺浅部的深面,在下颌舌骨肌和舌骨舌肌之间前行,再经舌下腺内侧,最后开口于舌下阜,沿途有舌下腺导管汇入。

4. 下颌下腺的血管、神经以及淋巴回流

(1) 血管

下颌下腺的血液供应主要来源于面动脉和舌动脉,其静脉与动脉伴行,由面静脉和舌静脉回流至颈内静脉。

(2) 神经

下颌下腺的感觉神经主要来自三叉神经神经的分支舌神经,支配下颌下腺分泌的副交感神经来自脑干内上泌涎核,其发出的副交感节前纤维随面神经走行,至下颌下神经节交换神经元,节后纤维管理下颌下腺分泌。

(3) 淋巴

下颌下腺淋巴回流主要通过下颌下淋巴结至颈深上淋巴结(图 6-1,6-2)。

三、舌下腺

舌下腺(sublingual gland)重 3－4g,左右各一。

1. 位置和形态

下颌下腺呈细长扁平状,位于舌下区,在下颌舌骨肌与舌下襞之间。外侧与下颌骨的舌下腺窝相贴,内侧与颏舌肌相邻,前端与对侧舌下腺相邻,后端与下颌下腺深部相接。

2. 舌下腺管

舌下腺管(duct of sublingual gland)有舌下腺大管和舌下腺小管两种,舌下腺大部分分泌物汇入舌下腺大管,开口于舌下阜;舌下腺小管有 8－20 条,多数直接开口于舌下襞,少数汇入舌下腺大管。

3. 舌下腺的血管、神经以及淋巴回流

(1) 血管

舌下腺的血液供应主要来源于舌下动脉和颏下动脉,由面静脉或舌静脉回流至颈内静脉。

(2) 神经

舌下腺的感觉神经主要来自三叉神经神经的分支舌神经,支配下颌下腺分泌的副交感神经来自脑干内上泌涎核,其发出的副交感节前纤维随面神经走行,至下颌下神经节交换神经元,节后纤维管理下颌下腺分泌。

(3) 淋巴

舌下腺淋巴回流主要通过颏下及下颌下淋巴结至颈深上淋巴结(图 6-1,6-2)。

4. 小唾液腺

小唾液腺(minor salivary gland)主要分布于口腔及口咽部黏膜下层,约 450－750 个,每个腺体均有一个腺管直接开口于口腔黏膜。根据小唾液腺所在的部位,分别称为唇腺、颊腺、腭腺、舌腺、磨牙后腺。

(河南大学　刘中华)

第二篇　口腔颌面颈部局部解剖

口腔颌面颈部局部解剖主要介绍颌面部、颈部和口腔的局部解剖，了解与口腔专业相关的颅部结构。

第七章　面部局部解剖

面部也称颜面部，系指上起发际，下至下颌骨下缘，两侧至下颌支后缘之间的部位。通常以经过眉间点及鼻下点的两条水平线为界，将颜面部分为上1/3、中1/3和下1/3三等分。颜面部的中中1/3和下1/3两部分称为颌面部，属于传统口腔医学临床范围。随着现代口腔医学的发展，口腔临床范围向面上1/3和颅部拓展和加深。

面部为人体经常外露的部分，使外形美的重要代表区之一和敏感部位，也是多学科的交叉部位，具有眼、鼻、眉、唇等重要器官和颏区，在功能、形态及外观上具有重要意义，手术中即要注意视、嗅、呼吸、咀嚼、言语及面部表情等功能，又不要影响颜面美。

学习本章的目的在于描述面部局部解剖形态，以便临床医师运用医学的手段和颜面美的意识，在注意面部解剖生理功能的前提下，对有疾病或有缺陷的面容进行治疗。

第一节　面部分区及表面解剖

一、面部分区

根据面部形态和解剖特点，可将其分为眶区、鼻区、唇区、颏区、眶下区、颧区、颊区、腮腺咬肌区、面侧深区、颌面区和颞面区(图7-1)。

1. 眶区

眶区(orbital region)四周以眶缘为界。

2. 鼻区

鼻区(nasal region)上界为鼻根点，下界为鼻底，两侧界为内眦与鼻翼点的连线。

3. 唇区

唇区(lip region)上界为鼻底，下界为颏唇沟与颏区分界，两侧为唇面沟。

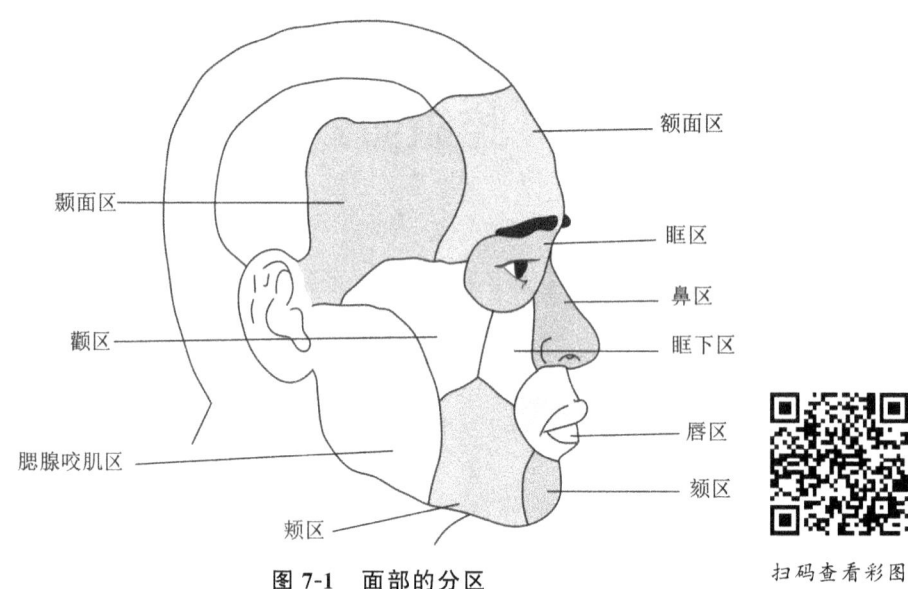

图 7-1 面部的分区

扫码查看彩图

4. 颊区

颊区(buccal region)前界为唇区和颏区,后界为咬肌前缘,上邻眶下区和颧区,下界为下颌骨下缘。

5. 颏区

颏区(mental region)上界为颏唇沟,两侧界为口角的垂线,下界为下颌骨下缘。

6. 眶下区

眶下区(infraorbital region)上界为眶下缘,内邻鼻区,外侧界为是上颌骨颧突根部的垂线,下界为唇面沟中点至上颌骨颧突根下缘的连线。

7. 颧区

颧区(zygomatic region)上界为颧弓上缘,下界为颧骨下缘,前界为上颌骨颧突根部,后界为颧弓后端。

8. 腮腺咬肌区

腮腺咬肌区(parotideomasseteric region)上界为颧弓及外耳道下缘,前界为咬肌前缘,后界为胸锁乳突肌、乳突、二腹肌后腹的前缘,下界为下颌骨下缘。

9. 面侧深区

面侧深区(deep region of lateral face)位于颧弓和下颌支深面,前界为上颌骨后面,后界为腮腺深叶,内为翼突板,外为下颌支。该区也是颞下间隙和翼颌间隙的范围。

10. 额面区

额面区(frontfacial region)上界为发际,下界为眶上缘,两侧界为上颞线。

11. 颞面区

颞面区(temporofacial region)后界为发际,前界为上颞线,下界为眶上缘。

二、面部解剖标志

面部具有许多临床常用的表面解剖标志(图 7-2)。

1. 睑裂

睑裂(palpebral fissure)为上睑与下睑之间的裂隙,正常睑裂的宽度约为 3.5cm,高度为 1.0－1.2cm。睑裂的宽度常作为面部垂直距离比例的参考长度。

2. 睑内侧联合

睑内侧联合(medial palpebral commissure)和睑外侧联合(lateral palpebral commissure)为上、下睑在内侧和外侧的结合处。

3. 内眦

内眦(medial angle of eye)和外眦(lateral angle of eye) 分别为睑内侧联合和睑外侧联合处所成的角,外眦较内眦高 3－4mm,为面部垂直比例作垂线时经过的标志。

4. 鼻根、鼻尖和鼻背

外鼻上端连于额部者称为鼻根(radix nasi);前下端隆起处为鼻尖(apex nasi);鼻根与鼻尖之间为鼻背(dorsum nasi)。

5. 鼻底和鼻孔

锥形外鼻之底称鼻底(base of the nose)。鼻底上有左、右卵圆形孔,称为鼻孔(nostril),又称鼻前孔。

6. 鼻小柱和鼻翼

两侧鼻孔之间的隆嵴称鼻小柱(columella nasi)。鼻孔外侧的隆起称为鼻翼(alae nasi)。

7. 鼻面沟

鼻面沟(nasofacial sulcus)为鼻外侧的长形凹陷。沿鼻面沟做手术切口,愈合后瘢痕不明显。

8. 唇面沟

唇面沟(labiofacial sulcus)为上唇与颊部之间的斜行凹陷。沿唇面沟做手术切口,愈合后瘢痕不明显。在矫治修复时,唇面沟常作为判断面容恢复情况的指征。

9. 鼻唇沟

鼻唇沟(nasolabial sulcus)鼻面沟和唇面沟合称鼻唇沟。

10. 口裂

口裂(oral fissure)为上、下唇之间的横行裂隙。

11. 口角

口角(angle of mouth)口裂两端为口角,其正常位置约相当于尖牙与第一前磨牙之间。

12. 唇红

唇红(vermilion)为上下唇皮肤与黏膜移行区。

13. 唇红缘

唇红缘(vermilion border)为唇红与皮肤交界处。

14. 人中

人中(philtrum)上唇皮肤表面正中,由鼻小柱向下至唇红缘的纵行浅沟为人中。

15. 人中嵴

人中嵴(philtrum crest)人中两侧各有一条与之平行的皮肤嵴,自鼻孔底内下方伸延至唇峰,称为人中嵴。

16. 颏唇沟

颏唇沟(mentolabial sulcus)为下唇与颏部之间的横行凹陷。

17. 耳屏

耳屏(tragus)外耳道前方的结节状突起。临床常在其前方,颧弓根部之下检查下颌骨髁突的活动情况,在耳屏前方约1cm可触及颞浅动脉搏动。

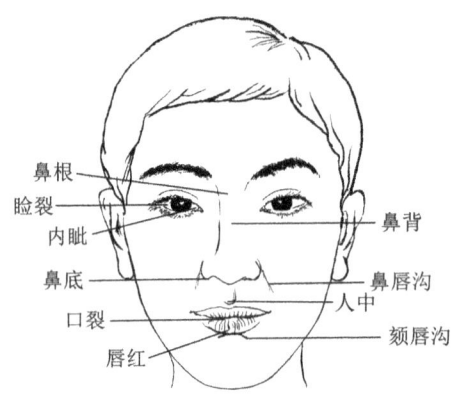

图 7-2　颌面部表面解剖标志

三、面部常用测量点及体表投影

(一) 常用测量点

1. 眉间点

眉间点(glabella)为左右眉头间的正中点。

2. 鼻根点

鼻根点(nasion)为额鼻缝(额骨与鼻骨相交之处)与正中矢状面的交点,位于鼻根最凹处的稍上方。

3. 鼻尖点

鼻尖点(pronasale)为鼻尖部的最突点。

4. 鼻下点

鼻下点（subnasale）为鼻小柱与上唇的连接点。

5. 鼻翼点

鼻翼点（alare）为鼻翼外缘的最突点。

6. 颏上点

颏上点（supramentale）为颏唇沟与正中矢状面的交点。

7. 颏前点

颏前点（pogonion）为颏部正中的最前点。

8. 颏下点

颏下点（menton）为颏部正中的最低点，常用以测量面部距离的标志。

（二）常用的体表投影

1. 眶下孔

眶下孔（infraorbital foramen）位于眶下缘中点下方约 0.5cm，其体表投影为自鼻尖点至睑外侧联合连线的中点。眶下孔是眶下神经阻滞麻醉的部位。

2. 颏孔

颏孔（mental foramen）位于下颌体外面，成人多位于下颌第二前磨牙或下颌第一、二前磨牙之间的下方，下颌体上、下缘中点稍上方，距正中线 2—3cm。颏孔为颏神经阻滞麻醉部位。

3. 腮腺管

腮腺管（parotid duct）体表投影为耳垂至鼻翼与口角连线的中 1/3 段，了解腮腺管的体表投影，将有助于避免腮腺管的损伤或寻找到受损的腮腺管断端。

四、面部比例关系

古今中外有关面部比例的资料极为丰富。古罗马时代认为脸长为身高的1/8，文艺复兴时期人物脸长为身高的 1/10。我国古代画论提出"立七坐五盘三"之说：即以身长为单位，立像全身长度为七个头长；坐像全身为五个头长；盘膝而坐时，全身为三个头长。最简明又符合我国人面部五官分布的一般规律者仍属画论中的"三停五眼"之说，这一精辟的概括至今仍有其参考和实用价值。

（一）面部水平比例

系指面部长度的比例，即三停，又可分为大三停、小三停和侧三停。

1. 大三停

大三停，即我国古代画论中所谓之"三停"。沿眉间点、鼻下点作横线，可将面部分成三等分（图 7-3）。发际至眉间点为面上 1/3，眉间点至鼻下点为面中 1/3，鼻下点至颏下点为面下 1/3。眼、鼻位于面中 1/3，口腔位于面下 1/3。颅部畸形主要表现在面上 1/3 和面中 1/3 比例失调，牙颌面畸形主要表现在面中 1/3 和面下 1/3

比例失调。

2. 小三停

小三停,系指鼻下点至口裂点(口裂的正中点)、口裂点至颏上点、颏上点至颏下点又将面下 1/3 分为三个基本相等的部分,其中上 1/3 为上唇高度,下 2/3 为下唇和颏的高度。男性上唇高度约为 24mm,下唇及颏高度约为 50mm。女性约少 4mm。

3. 侧三停

侧三停,以耳屏中点为顶点,分别向发际中点、眉间点、鼻尖点和颏前点作连线,形成三个夹角(图 7-4),其夹角之间相差 10°则符合颜面美的标准。

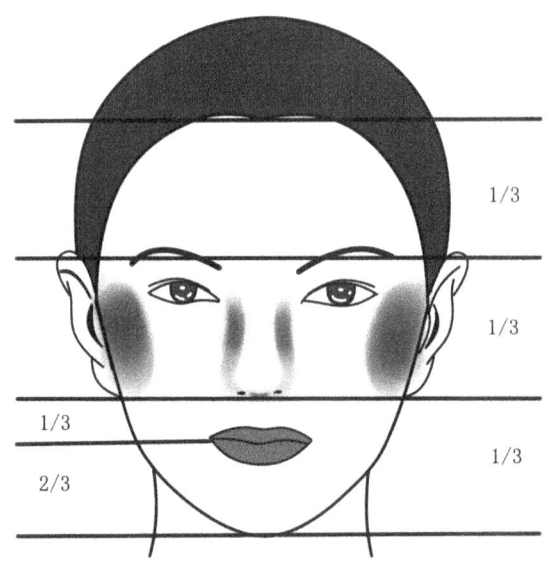

图 7-3 大三停和小三停

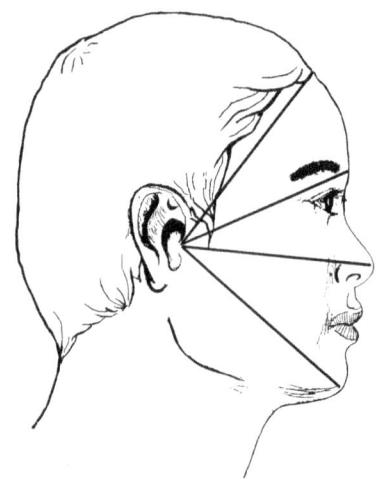

图 7-4 侧三停

（二）面部垂直比例

面部垂直比例指面部正面宽度的比例。沿两眼内外眦作垂线，可将面部在眼裂水平分为五等份，每一等份的宽度与一个睑裂的宽度相等。即两眼内眦距离、两睑裂宽度、左右外眦至耳轮距离相等（图7-5），称为"五眼"。正常睑裂宽度平均为3.5cm，两外眦宽度平均为9.5cm。

此外，鼻翼宽度与两眼内眦间距离相等，即3.5cm。鼻的长度和宽度比例约为1:0.7。闭口时口角的大小与眼平视时角膜内缘之间的距离相等。

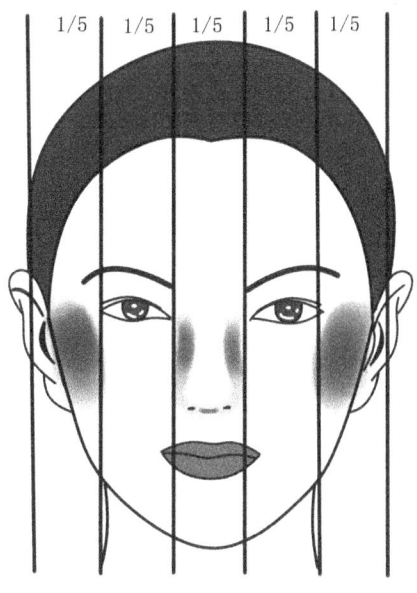

图7-5 面部垂直比例

（三）面部黄金比

黄金比（golden proportion）（图7-6）又称黄金分割。公元前6世纪古希腊哲学家、数学家毕达哥拉斯（Pythagoras）将木棒按不同比例折断，多次进行比较，发现短段与长段之比为1:1.618=0.618时最美。后来古希腊美学家柏拉图（Plato）将此比例称为黄金分割。此后，欧洲人将此比例广泛应用到建筑和生活等领域中。头面部各器官和部位之间也存在着这种关系：颏至眼外眦距离与颏至发际距离之比；可至口裂距离与颏至鼻翼距离之比；眼外眦距离与面宽距离之比；口裂宽度与眼外眦距离之比；鼻底宽与口裂宽之比等。

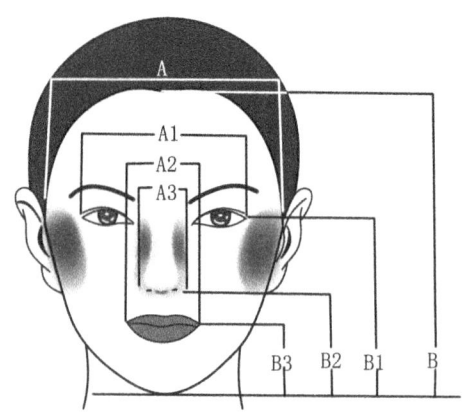

图 7-6 面部的黄金分割比例

A. 面宽度；A1. 眼外眦宽；A2. 口裂宽；A3. 鼻底宽；
B. 颏至发际；B1. 颏至眼外眦；B2. 颏至鼻翼；B3. 颏至口裂

(四) 其他关系

1. 鼻、眼、眉关系

通过内眦所做的垂线，可见鼻翼的外侧缘、内眦和眉头的内侧缘均在同一条直线上；通过鼻翼点与眉梢的连线刚好经过外眦；通过眉头和眉梢的连线通常呈一条水平线，该线与上述两条线相交成直角三角形（图 7-7）。

2. 鼻、唇、颏关系

连接鼻尖与颏前点之间 Ricketts 美容线（图 7-8），以确定下唇是否位于该线上。若超前或后退，则视为容貌欠佳，但也存在种族差异。

3. 颏唇沟深度

为颏唇沟至下唇突点与颏前点连线的垂直距离。正常约为 4mm，下颌前份根尖截骨术可影响颏唇沟的形态。

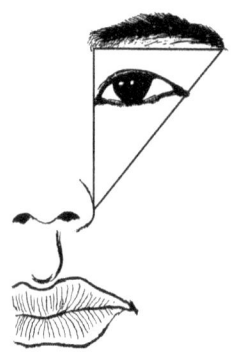

图 7-7 鼻眉眼关系

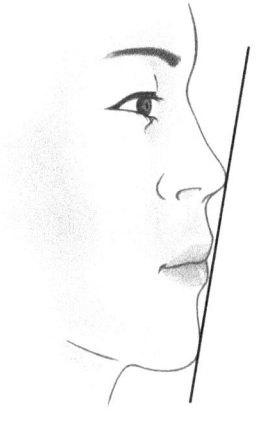

图 7-8　Ricketts 美容线

扫码查看彩图

（五）对称与协调

1. 对称

在面部，"对称"是指以面部中线为准，面部左右部分在形态、大小为一一对应的关系。以面部中线为轴的左右对称是颜面美的重要标志之一，也常作为颌面外科和整形外科手术前诊断和手术后评价的标准。

研究表明，美貌人群的眼、鼻、口裂等颜面部主要结构具有高度对称性，平均非对称率最高为 5.37%，最低为 1.61%。6 个中线标志点（鼻尖点，鼻下点，上、下唇突点，颏唇沟点，颏前点）与中线的左右位置偏移均很小，均在 ±0.5mm 以内。水平断面各水平非对称率均小于 10%，其中鼻根点水平最低，颏前点水平最高，越靠近下部，非对称率由增加趋势。男性水平断面的非对称率大于女性。说明颜面主要结构具有高度对称性，但非绝对对称。

2. 协调

协调系指面部与其局部之间，或面部局部与器官之间配合的协调关系。如上所述，无论三停"五眼"及其他关系，还是对称和美容角，均集中体现在协调关系上。无论种族或民族的不同、性别的差异以及个体的特点，颜面美均离不开协调这一标准。有的人的五官若分开观察都是美的，但构成面部整体并不一定美；反之，某一面部器官可能欠佳，但面部整体布局在其他结构的衬托下却显出颜面美，这充分说明面部各因素之间的协调在颜面美中的重要性。面部各因素的重要性是均衡的，若改变其中任何一因素，就可能对颜面美产生影响，真有"牵一发而动全身"之感，提示面部各结构之间有着互相影响的关系。

四、美容角

在颜面部的局部与器官之间、器官与器官之间，或者局部与局部之间形成一定的角度，该角度与颜面美的关系密切，故称为美容角。从侧面观察较为明显。

1. 鼻额角

鼻额角(nasofrontal angle)由鼻根点分别与眉间点和鼻尖点作连线,两线相交构成鼻额角(图7-9),正常为125°—135°,鼻额角的大小决定于额部形态和鼻尖高度。

2. 鼻唇角

鼻唇角(nasolabial angle)为鼻小柱与上唇构成的夹角(图7-9),正常为90°—100°,上颌骨手术对鼻唇角影响较大。

3. 鼻面角

鼻面角(nasofacial angle)沿眉间点至颏前点画线,沿鼻尖至鼻根点画线,两线相交构成鼻面角(图7-10)。鼻面角的正常范围是36°—40°。颏部、下颌骨的正颌手术可造成鼻面角的改变。

4. 鼻颏角

鼻颏角(nasomental angle)由鼻尖分别至鼻根点和颏前点连线,两线相交构成鼻颏角(图7-11),正常为120°—132°。上、下颌骨手术均可影响鼻颏角的改变。

5. 颏颈角

颏颈角(mentocervical angle)测量时由颈点(位于颈前区上部中线皮肤平舌骨体上缘中点处)至颏下点作连线,再沿眉间点至颏前点作连线,两线相交构成颏颈角(图7-10),正常约为85°。下颌骨、颏部的正颌手术、整形外科手术、面颈部皮下脂肪吸除术等,均可改变颏颈角的角度。

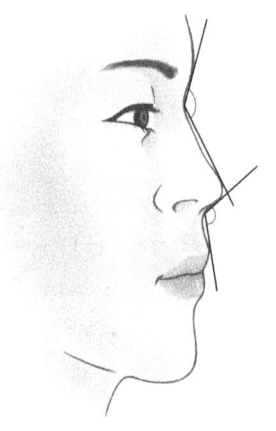

图7-9 鼻额角、鼻唇角

扫码查看彩图

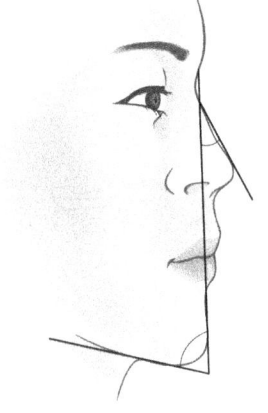

图 7-10　鼻面角、颏颈角　　　　　　　　　　扫码查看彩图

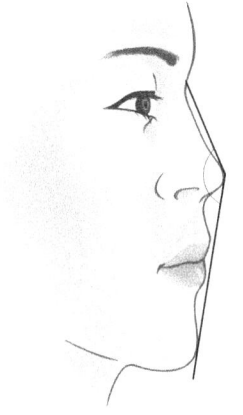

图 7-11　鼻颏角　　　　　　　　　　扫码查看彩图

五、面部皮肤皱纹线和面部 Langer 皮肤裂线

面部皮肤皱纹线和面部 Langer 皮肤裂线为两种不同的结构。

(一) 面部皮肤皱纹线

按照皮肤皱纹产生的原因,面部皮肤皱纹线分为动力性皱纹线和重力性皱纹线两种。

1. 动力性皱纹线

动力性皱纹线(dynamic wrinkles)系指面部表情肌收缩时其浅面的皮肤未能相应收缩的结果。表情肌属于皮肌,起于骨面或筋膜,止于皮肤,收缩时牵动皮肤形成与肌纤维方向相垂直的皮肤皱纹线。该皱纹线一旦形成,即使表情肌不收缩,皱纹线也不会完全消失。因此,动力性皱纹线为老化的表现。面部主要的动力性皱纹线如图 7-12 所示。

(1) 额纹(frontal wrinkles),俗称抬头纹,位于眉、眉间与前额发际之间,横向排列,与额肌纤维方向垂直,是由于额肌收缩所致。

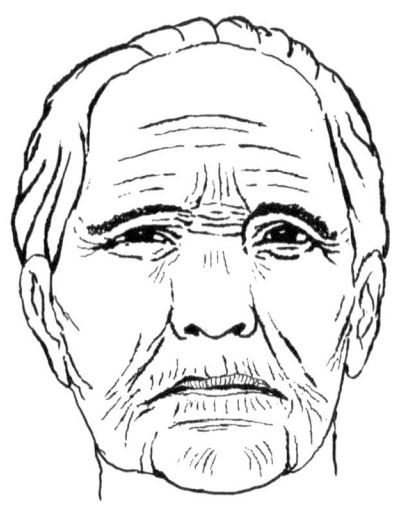

图 7-12 面部皮肤皱纹线

(2) 眉间纹(glabellar wrinkles)：位于两眉之间，垂直走向，下部皱纹常向两侧略呈八字形展开，与眉间肌纤维方向垂直，是由该肌收缩所致。

(3) 鼻根纹(nasion wrinkles)：位于鼻根部，横向排列，为纵行降眉间肌收缩所致。

(4) 眼睑纹(palpebral wrinkles)：上睑纹中部垂直，内、外部分分别向内上、外上方辐射；下睑纹垂直方向或略斜向外下，为眼轮匝肌收缩所致。

(5) 鱼尾纹(fish tail wrinkles)：位于外眦附近，皱纹粗细不等，呈放射状排列，是环形的眼轮匝肌收缩所致。

(6) 鼻唇沟纹(nasolabial wrinkles)：构成鼻唇沟外侧缘，该纹系上唇外上方呈放射状排列的表情肌收缩所致。

(7) 颊纹(buccal wrinkles)：位于颊部，鼻唇沟纹外侧，略与鼻唇沟纹平行，为颊肌收缩所致。

(8) 唇纹(labial wrinkles)：位于上下唇皮肤表面，中部唇纹呈垂直状，两侧上下唇纹分别向外上、外下斜行，在口角处呈放射状排列。唇纹是由于环形的口轮匝肌收缩所致。

(9) 颏纹(mental wrinkles)：位于颏部，横向排列，为降下唇肌收缩所致。

2. 重力性皱纹线

重力性皱纹线(gravitation wrinkles)是指皮下脂肪逐渐减少，肌肉松弛、骨萎缩和皮肤弹性减弱松弛下垂所致。如在上睑部，皮肤下垂形成"肿眼泡"；在下睑，因眶隔萎缩，眶内脂肪疝出，致使皮肤臃肿下垂，形成"眼袋"。

(二) Langer 皮肤裂线

Langer 皮肤裂线(Langer cleavage lines)（图 7-13，图 7-14）。1934 年，Duputren 用圆锥穿刺尸体皮肤时，发现穿刺口不呈圆形，而呈宽窄不一的线状裂缝，且身体不同部位的裂缝排列方向亦不相同。而后，Langer 重复了该试验，绘出第一张人体皮肤裂线图，并指出裂线的排列方向是与皮肤真皮的胶原纤维和弹性纤维的排列是一致的，故称为 Langer 皮肤裂线，简称 Langer 线。

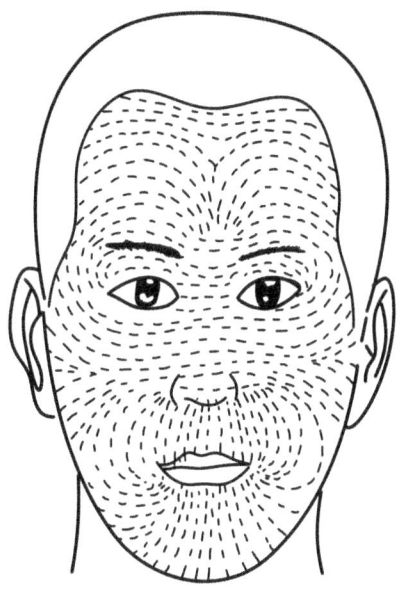

图 7-13　Langer 皮肤裂线（正面）

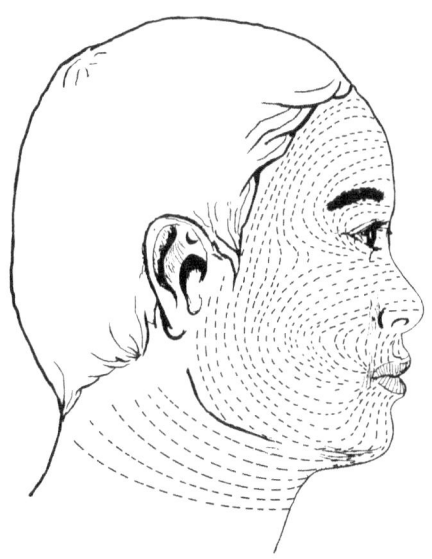

图 7-14　Langer 皮肤裂线（侧面）

（三）面部皮肤皱纹线与 Langer 皮肤裂线的主要区别

皮肤皱纹线与 Langer 皮肤裂线的形成原因、表现形式均不相同，区分见表 7-1。

表 7-1 皱纹线与 Langer 皮肤裂线的主要区别

	皱纹线	Langer 皮肤裂线
肉眼观	可见	肉不可见
与活体、尸体关系	活体上的动力线	尸体上的静止线
与年龄关系	随年龄增长而明显	终生不变
与皮肤老化关系	密切相关	无关
与骨、肌肉关系	密切相关	无关

（四）关于面部皮肤切口的选择

皱纹线与 Langer 皮肤裂线形成的原因不同，但在面部的大部分范围内，二者的走向基本相似，仅在下列两处有所差异：① 眉间：皮肤皱纹线为垂直向，Langer 皮肤裂线为水平向；② 外眦：皮肤皱纹线呈放射状，Langer 皮肤裂线为斜行。因此，目前认为面部皮肤皱纹线明显时，则为首选切口方向；不明显时，则按 Langer 皮肤裂线切口。至于眉间、外眦等处，术者可根据具体情况选择最佳切口方向。

（河南大学 刘中华）

第二节 面部皮肤、表浅肌肉筋膜系统及支持韧带

一、皮肤

面部皮肤及皮下组织与身体其他部位基本结构相同，但有如下特点：

① 面部皮肤血管密集，血运丰富，因而组织再生和抗感染能力强，有利于创口愈合，为整形美容手术提供了有利条件，但创伤时出血也较多。

② 面部皮肤真皮内含有大量胶原纤维和弹性纤维，故皮肤富于韧性和弹性，这是保持面部皮肤紧张度、维持颜面美的重要因素。

③ 面部皮肤富含皮脂腺、毛囊和汗腺，利于新陈代谢产物的排出。若腺管阻塞、细菌繁殖，可引起皮脂腺囊肿和疖痈。

④ 面部皮肤是表情肌的止点，表情肌收缩时牵动皮肤，使面部形态出现丰富多彩的表情，术中应注意处理每一块表情肌与皮肤之间的关系，以免影响到表情肌的功能。

⑤ 面部皮下组织疏松，皮肤易于移动伸展，有利于外伤缝合及整形美容手术。但在颏部，尤其是鼻翼的皮肤与皮下组织结合紧密，不易剥离，清创时必须注意，以免发生缝合困难。面部皮下组织中有表情肌、皮下支持韧带连于真皮，加之真皮内含有大量胶原纤维和弹性纤维，故当外伤或手术切开皮肤时，皮肤创缘易向内卷，缝合时应注意。面部浅静脉与颅内静脉窦关系密切，有交通支相联系，故面部炎症

如处置不当,有向颅内蔓延的可能。皮下层内有血管、神经及腮腺管等穿行,手术时也要避免这些结构的损伤。

二、表浅肌肉腱膜系统

表浅肌肉腱膜系统(superficial musculoaponenrotic system,SMAS)是1976年由Mitzi和Peyronie提出,1991年由Morales将SMAS的概念扩展到面颈部。SMAS系指连续分布于颅顶和面颈部浅筋膜深面的一层肌肉腱膜结构。由表情肌及它们之间的中央腱构成,形成一层完整结构,在面神经的支配下参与完成表情功能。SMAS的提出,将面颈部整形美容手术,尤其是面颈部除皱上提术置于正确的解剖学基础上,具有重要的理论意义和实践意义。成功地将SMAS与深面的组织结构分离而又不损伤重要的血管和神经,是美容除皱的关键。在SMAS的深面,脂肪较少,不形成一连续的脂肪层。有脂肪层的区域如颞区、咬肌区、下颌区较易剥离;无脂肪区与深部结合紧密,如腮腺区、胸锁乳突肌区需锐性分离。

三、面部皮肤支持韧带

面部皮肤支持韧带为致密结缔组织束,它们起自面颅骨骨面或筋膜,部分韧带伸向浅面,穿经SMAS和浅筋膜,止于真皮,部分韧带伸向浅部止于SMAS,它们具有直接固定或间接牵拉和支持皮肤的作用。在行面部除皱术时,根据具体情况,切断某些韧带,借以提高手术质量,取得理想的美容效果。这些韧带主要包括颧弓韧带、表浅肌腱膜形态-颧颊部韧带、颈阔肌前韧带、下颌骨韧带、颈阔肌悬韧带、颈阔肌耳韧带等。

(河南大学 刘中华)

第三节 眶 区

眶区位于鼻腔上部之两侧,包括眼眶、眼睑、泪器、眼球、眼眶内肌肉、血管和神经及眼眶内结缔组织性结构。本节主要介绍与口腔颌面部关系密切的眼眶和眼睑。

一、眼眶

眼眶(orbita)(图7-15)位于鼻的两侧,容纳并保护眼球及其附属结构。眼眶为一四面锥体形的骨性腔,可分为眶尖、眶底(眶口)及上、下、内、外壁。左右眼眶内侧壁呈矢状位相互平行,左右眼眶外侧壁斜向后内,其延长线在后方相交成直角。眶深约4.5cm,器械入眶或球后注射时应注意此深度,以免误入颅内。

眶尖朝向后内,经视神经管与颅中窝相通。眶底宽大,朝向前外。底的上下缘分别称为眶上缘和眶下缘。眶上缘的内中1/3交界处有眶上孔(或眶上切迹),有眶上神经、血管经过。眶下缘中点下方约0.5cm处有眶下孔。眶上壁由额骨眶板

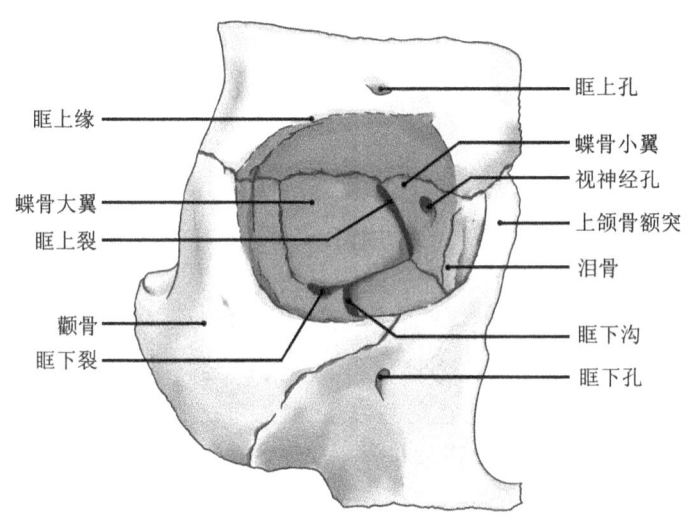

图 7-15 眼眶

扫码查看彩图

和蝶骨小翼构成,形成颅前窝的底,颅前窝骨折时,血液可流入眼眶,引起眼睑皮下及结膜下血肿。眶下壁由上颌骨体的眶面及颧骨眶面构成。在眶下壁的中部有眶下沟,向前续于眶下管,开口于眶下孔,有眶下神经、血管经过。上颌骨骨折如波及眶下壁,可出现复视等症状。眶内侧壁薄弱,由筛骨迷路外侧壁和泪骨构成,内侧邻接鼻腔和筛窦。眶外侧壁厚而坚实,由颧骨眶面和蝶骨大翼的眶面构成。眶外侧壁的前缘较内侧壁者后退约 1.5cm,并位于眼球前极的后方,因而来自颞侧的火器伤可直接伤及眼球。眶上壁与外侧壁之间有眶上裂,通向颅中窝,有动眼神经、滑车神经、眼神经和展神经通过。眶下壁与外侧壁之间有眶下裂,通向颞下窝和翼腭窝,有眶下神经、血管经过。

眼眶与鼻旁窦关系密切,其上、内、下和后内分别于额窦、筛窦、上颌窦和蝶窦相邻,因而,鼻旁窦的炎症、肿瘤可侵入眶内,出现相应的临床表现。

二、眼睑

眼睑(eyelid)为位于眼球前方的屏障,具有保护眼球、防止异物和强光损伤眼球的功能。眼睑上界为眉或眶上缘,下界为睑颊沟或眶下缘。睑裂将睑分为上睑和下睑两部分。上睑较下睑大。上、下睑在内、外侧联合处形成的角分别称为内眦和外眦。外眦较内眦高 3—4mm。正常睑裂长约 35mm,平均高 7—8mm,睁大眼时可超过 10mm。睁眼时,上睑遮盖角膜上部的 1/5,约位于角膜上缘与瞳孔上缘之间,下睑缘与角膜下缘平齐。闭眼时,上睑下落,使整个角膜隐于眼睑之后。上、下睑的游离缘称为睑缘,睑缘宽约 2mm,分为睑前缘和睑后缘。前缘钝圆,上有 2—3 列睫毛,睫毛具有驱除灰尘和削弱强烈光线的作用。上睑睫毛较长而密,向上弯曲;下睑睫毛短而稀疏,弯曲向下。睫毛的皮脂腺称为睑缘腺,炎症时肿胀称为睑腺炎或麦粒肿。睑后缘锐利,其上有一排小孔,为睑板腺的开口。睑后缘的内 1/6 和外 5/6 交界处,有泪乳头,其尖端之小孔称为泪点,是泪小管的起始处。睑缘中部有一条灰白线,为眼睑皮肤和结膜的移行处。沿灰白切开,可将眼睑分为前后两叶,前叶为皮肤、皮下组织和眼睑肌,后叶包括睑板和睑结膜。

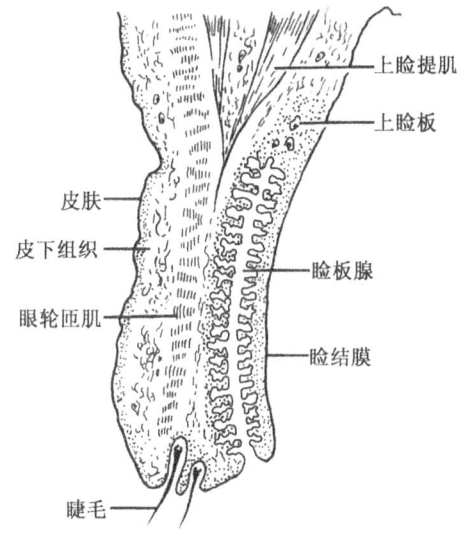

图 7-16 眼睑(矢状切面)

眼睑由浅入深为皮肤、皮下组织、肌层、睑板和睑结膜(图 7-16)。

1. 皮肤

薄而柔软,富于弹性,易于伸展。老年人眼睑皮肤弹性减退而致松弛变长,可因此引起上睑假性下垂或内翻。外伤、感染引起皮肤缺损,可产生不同程度的睑外翻。

2. 皮下组织

为薄层疏松结缔组织,黄种人含有脂肪组织。由于组织疏松,故外伤或眼睑手术后数日常呈现明显的水肿。眼睑本身炎症或全身某些疾病亦可引起水肿,如心、肾及内分泌紊乱等。

3. 肌层

有眼轮匝肌睑部、上睑提肌和米勒肌。眼轮匝肌的纤维与眶缘平行,做睑部手术切口时,应与肌纤维方向一致。眼轮匝肌肌纤维一部分分散于睫毛、毛囊之间,称为睫毛肌,收缩时可使睑缘密贴于眼球表面。故面神经麻痹时,除引起兔眼和暴露性结膜炎外,还可引起下睑外翻。上睑提肌附于睑板上缘,该肌收缩时使上睑上提。支配该肌的神经为动眼神经麻痹时,上睑下垂。米勒肌又称睑板张肌,附着于睑板上缘,该肌作用尚不肯定,有人认为与维持上睑的正常位置有关,也有人认为在上睑提肌进行提睑动作中起辅助作用。

4. 睑板

睑板(tarsal plate)由致密结缔组织构成,宛如软骨,支持眼睑。上睑板较下睑板宽阔,皆呈半月形。在内眦处,上、下睑板借睑内侧韧带系于上颌骨的额突。睑板内含有睑板腺,与睑缘垂直排列,开口于睑后缘,睑板腺阻塞后,形成睑板腺囊肿,又称霰粒肿。

5. 睑结膜

睑结膜(palpebral conjunctiva)为一层薄而光滑的黏膜,与睑板连接紧密不易分离。

眼睑的动脉有两个来源(图 7-17),一是来自颈外动脉系的面动脉、颞浅动脉和眶下动脉,另一个是来自颈内动脉系的眼动脉的分支鼻背动脉、眶上动脉和泪腺动脉。上述动脉在上、下睑缘附近形成上、下睑缘动脉弓。眼睑静脉与动脉伴行,并形成与动脉同名位置相当的静脉弓。静脉血一部分经面静脉及颞浅静脉回流,另一部分经眼上静脉入海绵窦,或经面深静脉至翼丛入海绵窦(图 7-17)。眼睑静脉无静脉瓣,故眼睑炎症应慎重处理。

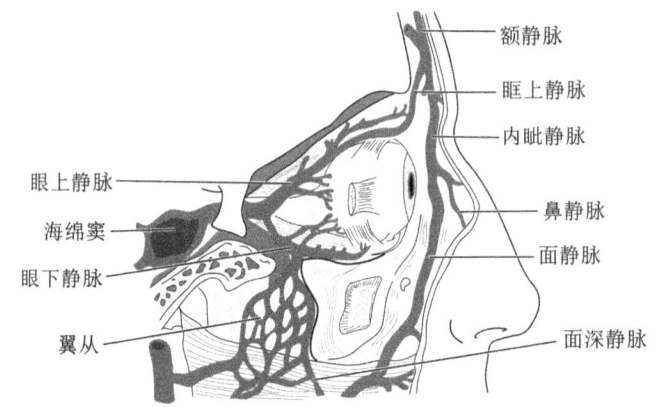

图 7-17 眼睑的静脉

扫码查看彩图

上睑内 1/3 及下睑内 2/3 的淋巴回流至下颌下淋巴结。上睑外 2/3 及下睑外 1/3 的淋巴回流至耳前淋巴结和腮腺淋巴结。

管理眼睑的神经有运动神经、感觉神经和交感神经。运动神经包括面神经(颞支和颧支)和动眼神经,面神经支配眼轮匝肌,动眼神经支配上睑提肌;感觉神经来自三叉神经的眼神经和上颌神经;交感神经来自海绵窦的交感神经丛,攀附于眼动脉分布于米勒肌。

(河南大学 刘中华)

第四节 腮腺咬肌区

腮腺和咬肌及其表面的软组织合称腮腺咬肌区(parotideomassetetic region)(图 7-18)。

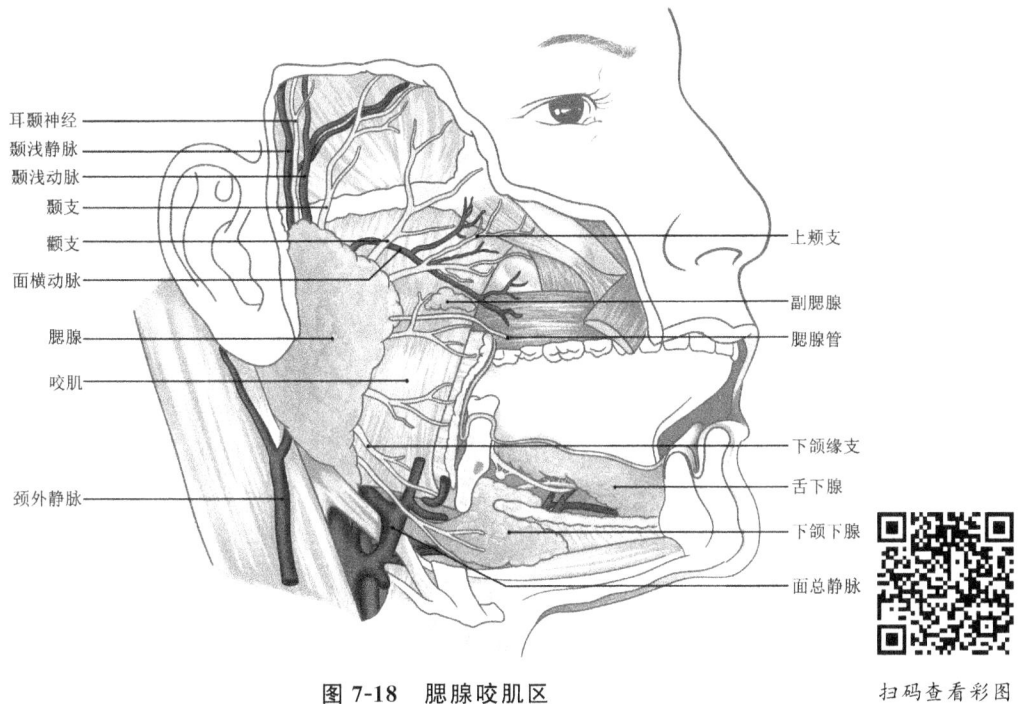

图 7-18 腮腺咬肌区

扫码查看彩图

一、境界、表面标志及体表投影

1. 境界

前界为咬肌前缘,后界是胸锁乳突肌、乳突及二腹肌后腹的前缘,上界为颧弓和外耳道,下界下颌骨下缘,内侧界为咽旁间隙,外侧界以皮肤为界。

2. 体表投影

从耳屏至眼眶下缘的连线,为颧弓在颜面部的体表投影。从耳屏至咬肌前下角附着于下颌骨下缘处的连线中点,为下颌孔的体表投影,因而可从下颌骨下缘经下颌支内侧,施行下牙槽神经阻滞麻醉的口外注射。

体表标志在颧弓与下颌切迹所围成的半月形的中点,为咬肌神经封闭及上、下颌神经阻滞麻醉刺入点的体表标志。

二、层次及内容

由浅入深依次为:

1. 皮肤

2. 皮下组织

内含颈阔肌上部。在腮腺区有耳前淋巴结及耳大神经。在咬肌区有面神经分支及腮腺管。

3. 腮腺咬肌筋膜

腮腺咬肌筋膜来自于颈深筋膜浅层,筋膜在腮腺后缘分为深、浅两层,包被腮腺形成腮腺鞘。在腮腺前缘筋膜又结合为一层,延续为咬肌筋膜,向前覆盖于咬肌表面直达咬肌前缘。腮腺鞘浅层与腺体连接密切,并且附着于颧弓。深层附于颅底,并增厚形成茎突下颌韧带,介于腮腺与下颌下腺之间。

4. 腮腺鞘的特点

(1) 浅层特别致密。深层薄弱,在茎突与翼内肌之间有一裂隙,腮腺深叶经此与咽旁间隙和翼颌间隙相通。故腮腺化脓时,脓液不易向浅层穿破,而通过深层薄弱部位,形成咽旁脓肿。

(2) 腮腺鞘与腺体紧密结合,并发出许多间隔伸入腺体,将其分为若干小叶,化脓时形成独立的散在小脓灶,切开引流时应注意分开各腺叶的脓腔,以利于引流通畅。

(3) 腮腺鞘上部与外耳道紧密相连,并发出索状纤维束,伸入外耳道前下壁软骨部的裂隙(santorini fissure)中(图 7-19),腮腺内的小动、静脉及神经也经该裂隙进入外耳道,外耳道前下部的淋巴亦经此裂隙流入腮腺区的耳前淋巴结。

由于上述特点,化脓性感染可在腮腺与外耳道之间互通。

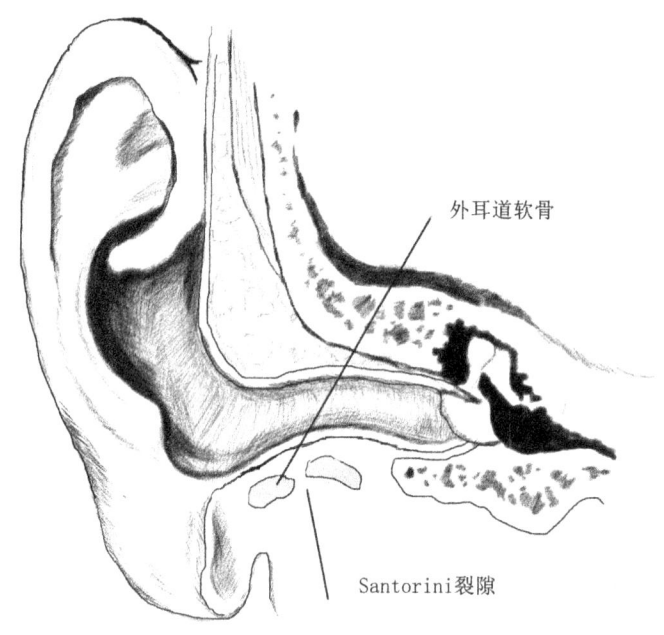

图 7-19 santorini 裂隙

5. 腮腺

腮腺(parotid gland)位于腮腺间隙内,略呈楔形,底向外,尖朝内突向咽旁间隙,分为上、外、前内和后内四面。上面形凹,邻外耳道及颞下颌关节后面;外面邻浅筋膜(含耳大神经、颈阔肌和腮腺浅淋巴结);前内面邻近咬肌、下颌支及翼内肌后部;后内面与乳突、胸锁乳突肌、二腹肌后腹、茎突和茎突诸肌及第 IX—XII 对脑神经和颈内动脉、颈内静脉相毗邻(图 7-20)。

临床常以面神经主干和分支平面为界,将腮腺分为深浅两叶,分别位于面神经

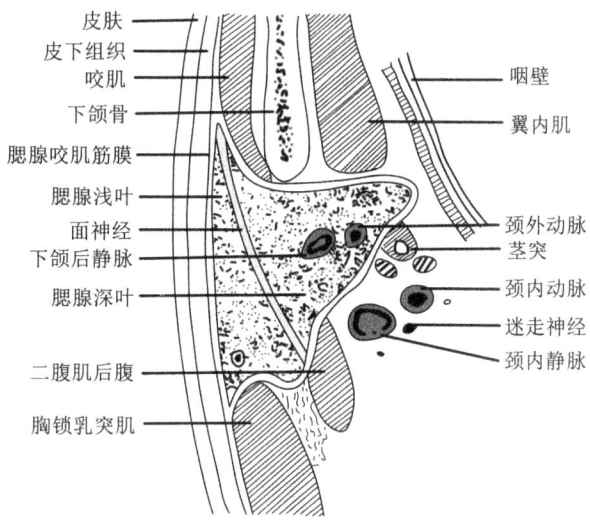

图 7-20　腮腺和面侧部横切面

主干和分支的深面和浅面。这种分法有其现实意义,因临床作腮腺切除保留面神经手术时,通常按面神经主干及分支平面,分离腮腺深叶和浅叶。

腮腺管由腮腺浅叶的前缘发出(图7-18),在颧弓下约1.5cm处穿出腮腺鞘,导管在腮腺咬肌筋膜浅面向前走行,与颧弓平行,其上方由面神经上颊支和面横动脉,下方由面神经下颊支伴行。故腮腺管常用作寻找面神经颊支的解剖标志导管横过咬肌外侧后在咬肌前缘,几乎以直角转向内,穿过颊肌,约成45°角向前,在颊肌与颊黏膜之间走行一段距离后,开口于上颌第二磨牙牙冠颊面相对的颊黏膜上。导管开口处的黏膜隆起称为腮腺管乳头。开口部位的导管是最狭窄处,导管穿过颊肌的部分也较狭窄,故易有结石潴留。手术时可从腮腺管口注入1%亚甲蓝溶液 2ml,使腮腺组织染成蓝色,以使腮腺组织与面神经及其周围组织相区别,亦可经腮腺管口导入塑料管,以便寻找腮腺管。

在颧弓与腮腺管之间或有形态大小不同的孤立小腺体,为副腮腺,其导管汇入腮腺管。副腮腺与腮腺的组织结构一致,累及腮腺的病变也可累及副腮腺,所以手术治疗腮腺肿瘤时,为防止术后复发,副腮腺也应一并切除。

6.腮腺与神经血管的关系

(1)腮腺与面神经的关系　根据面神经在颅外的行程及其与腮腺的关系,可将面神经分为三段

第一段指面神经干从茎乳孔穿出到进入腮腺前的一段。该段恰位于乳突与外耳道软骨之间,被腮腺浅叶覆盖,尚未进入腮腺,故显露面神经主干可在此进行。

第二段为腮腺内段,为面神经在腮腺内一再分支的一段。

第三段为面神经5组分支从腮腺边缘穿出,呈扇形分布于面部表浅肌的一段。

(2)穿经腮腺的血管神经　由浅入深主要有面神经、下颌后静脉和颈外动脉等穿行(图7-21)。

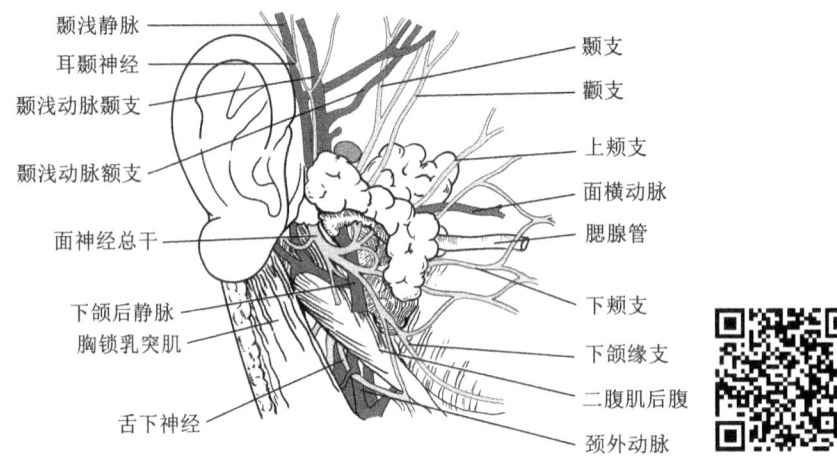

图 7-21 穿经腮腺的血管神经　　扫码查看彩图

① 面神经经茎乳孔穿出，经腮腺后内面进入腮腺，由后向前越过上下走行的下颌后静脉及颈外动脉浅面。通常在下颌支的后方分为颞面干与颈面干。颞面干较粗，行向前上；颈面干较细，沿下颌支后缘行向下。由两干发出 9—12 条神经，形成 5 组，即颞支、颧支、颊支、下颌缘支和颈支。

② 颞浅静脉自腮腺前内面穿入腮腺，与上颌静脉合成下颌后静脉。该静脉在腮腺内分为前后两支，前支注入面静脉，后支与耳后静脉合成颈外静脉。

③ 颈外动脉自甲状软骨上缘平面从颈总动脉分出，上行到下颌窝，开始位居腮腺深面，继在下颌支中、下 1/3 交界处进入腮腺（有时经过腮腺深面），分为上颌动脉和颞浅动脉两个终支。

根据腮腺内血管神经的走向，可将其分为纵行组和横行组。纵行组为颞浅动静脉、耳颞神经、下颌后静脉及颈外动脉；横行组为面神经、上颌动静脉及面横动脉。由于上述解剖关系，故腮腺炎症或肿瘤促使腮腺肿大外，尚可产生压迫症状。如压迫耳颞神经，除感觉腮腺部位疼痛外，尚可放射到耳、颞下颌关节及颞区等处；面神经及其分支受侵，可出现面肌瘫痪；静脉受压，可出现面部水肿等症状。正常面神经外膜与腮腺组织易于分离，但在病变时往往紧密粘连，给手术带来困难。

（3）腮腺浅叶上缘神经血管的排列　此处由一排神经血管，从后向前依次是颞浅静脉、耳颞神经、颞浅动脉、面神经颞支及颧支（图 7-18，图 7-21）。

（4）腮腺浅叶前缘神经血管的排列　此处由一排神经血管，还有腮腺管。从上向下依次为面横动脉、面神经颧支、面神经上颊支、腮腺管、面神经下颊支及下颌缘支（图 7-18，图 7-21）。

（5）腮腺浅叶下端神经血管的排列　向前向后依次是面神经下颌缘支、面神经颈支、下颌后静脉（图 7-21）。

7. 腮腺深叶深面的神经血管

腮腺深叶的深面与茎突诸肌及蜂窝组织包绕的深部血管神经（颈内动脉、颈内静脉和第Ⅸ至第Ⅻ对脑神经）相毗邻，腮腺犹如侧卧其上，故上述结构称为"腮腺床"。其中，茎突诸肌及颈内静脉紧邻腮腺深叶的深面，更深层则为颈内动脉和第Ⅸ至第Ⅻ对脑神经（图7-22）。"腮腺床"内诸重要结构可以以下列骨性标志进行辨别和寻找：

(1) 寰椎横突约位于乳突尖端与下颌角连线的上、中1/3交界处。

(2) 颈内动静脉和第Ⅸ至第Ⅻ对脑神经位于寰椎横突的前方和茎突的深面。

(3) 茎突将其浅面的颈外动脉与其深面的颈内动脉分开。

(4) 第Ⅸ至第Ⅻ对脑神经在寰椎横突前方开始分开。舌咽神经在下颌角上方向前穿过颈内、外动脉之间；舌下神经在下颌角下方，向前越过颈内、外动脉的浅面，进入下颌下三角；迷走神经下行于颈内动、静脉之间的后方；副神经多越过颈内静脉的浅面行向后外下。

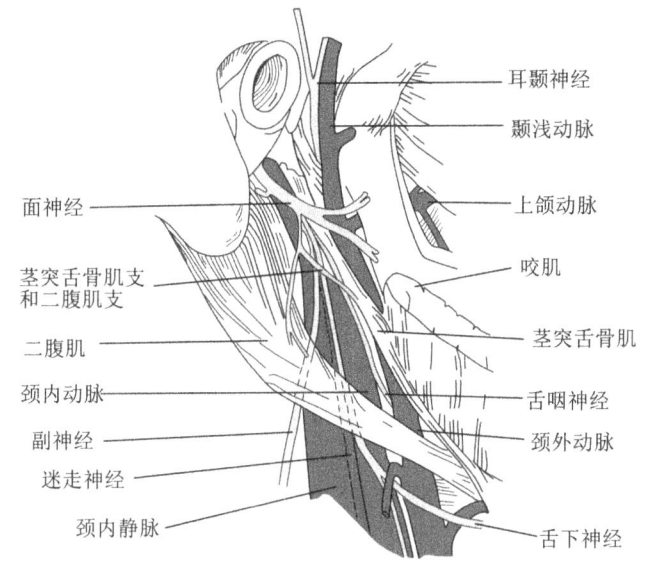

图 7-22 腮腺深叶深面的毗邻

扫码查看彩图

8. 咬肌

咬肌（masseter）后上部被腮腺浅叶所覆盖，前下部覆盖有咬肌筋膜，该筋膜浅面自上而下有面横动脉、面神经上颊支、腮腺管、面神经下颊支和面神经下颌缘支横过。

综上所述，腮腺咬肌区内，腮腺浅面并无重要结构，重要的神经血管主要位于：

(1) 腮腺内。

(2) 从腮腺边缘呈辐射状露出。

(3) 腮腺深叶深面。

因此，在面部手术时，应避免在腮腺浅叶或颊部作垂直切口，以免伤及腮腺内或腮腺浅叶前缘穿出的面神经分支和腮腺管，导致面瘫、腮腺体瘘或腮腺管瘘。当腮腺肿瘤深入到"腮腺床"附近并与之有黏连时，或颈淋巴组织整块切除涉及"腮腺床"时,应特别谨慎,避免损伤"腮腺床"的重要神经、腺管。

三、显露面神经主干及其分支的标志

临床在将进行腮腺切除术时,常根据肿瘤所在部位和移动性,一般采取两种不同方法解剖面神经以切除腮腺。一是顺行解剖法,即先显露面神经主干,再沿主干向远端分离其分支;另一是逆行解剖法,即先显露面神经分支,再循其分支分离面神经主干。

(一)显露面神经主干的标志

面神经主干位于上为外耳道软骨部和骨部,下为二腹肌后腹,前为茎突,后为乳突前缘的间隙内,因此这些部位均可为显露面神经主干的标志(图7-23)。

1. 乳突前缘标志

面神经主干于乳突前缘的关系较为恒定,一般在距乳突尖平面上方约1cm,距皮肤表面深2—3cm处,将腮腺向前推开,即可找到面神经主干。

2. 鼓乳裂标志

鼓乳裂位于外耳道的后下方,为颞骨鼓板与乳突连接处,该处适位于皮下,循鼓乳裂向下至其转向内侧处,即鼓乳裂转折点。此点垂直向内约1cm即为茎乳孔,可在此找到面神经主干。

3. 外耳道软骨标志

腮腺鞘的上端紧密地附着于外耳道软骨下缘,显露面神经主干而又使其不受损伤的关键在于紧密地循着外耳道软骨弯曲的下缘分离,该软骨的下端略呈三角形,距三角形尖端内侧或后内约1cm即为茎乳孔,可在此找到刚出茎乳孔的面神经主干。

4. 茎突标志

面神经主干位于茎突根部的后方,继而越过其浅面,其交叉处(其间隔有腮腺组织)至茎突根部的距离约为1cm。

5. 二腹肌后腹标志

二腹肌后腹起于颞骨乳突内侧的乳突切迹,该切迹前端正指向茎乳孔,面神经出茎乳孔时即位于二腹肌后腹起点的前方,继而经二腹肌后腹上缘向前下走行。因此在乳突前缘深面露出的二腹肌后腹上缘距面神经主干较近(约5mm),可在此处寻找面神经主干。

面神经主干位置恒定,标志明确,对先经主干的面神经解剖术是有利的,但面神经主干距皮肤较深,且手术视野较小,行主干解剖面神经应审慎仔细,以免伤及。

(二)显露面神经分支的标志

1. 颞支显露标志

可以耳屏或颞浅动脉作为标志,颞支一般在耳屏前1—1.5cm或颞浅动脉前1cm处,从腮腺浅叶上缘穿出。

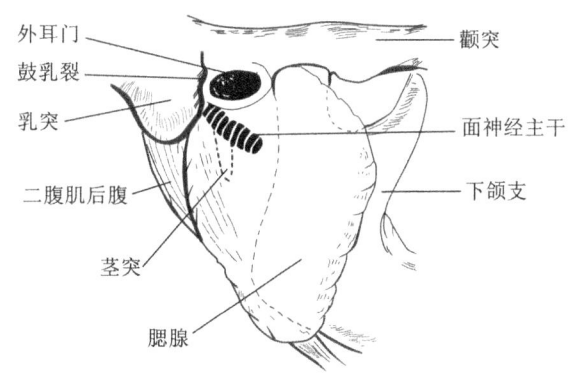

图7-23 面神经主干及参考标志

2．颧支显露标志

可以耳屏、耳垂及眼外眦作为标志。通过耳屏基部及耳垂前缘作一垂线，再平耳垂下缘自后向前作该线的垂线，使两线相交成一向前上方开放的直角。颧支约在此角的平分线的腮腺浅叶上缘或前缘或两缘的交角处穿出。颧支也可在耳垂下缘与眼外眦连线上的腮腺浅叶上缘穿出。

3．颊支显露标志

以腮腺管作为标志。颊支多位于腮腺管的上下约1cm范围内的咬肌筋膜上。

4．下颌缘支显露标志

可以面动脉、面静脉、下颌角及下颌后静脉作为标志。解剖时可在平下颌缘处先暴露面静脉及面动脉，在其浅面（或深面）找出面神经下颌缘支；也可先循颈外静脉及下颌后静脉向上找出面神经下颌缘支，再向上追寻面神经主干。

5．颈支显露标志

可以上下浅叶下端作为标志，颈支多从此处穿出。

（河南大学　刘中华）

第五节　面侧深区

面侧深区（图7-24）位于腮腺咬肌区前部的深面。

一、境界

前为上颌骨后面，后界为上下深叶，内为翼外板，外界为下颌支。该区也是颞下颌间隙和翼颌间隙的范围。

二、层次及内容

面侧深区中有大量血管和神经位于下颌支、翼内外肌与翼外板之间，并为蜂窝组织所包绕。血管神经走向复杂，层次排列不很明显，由浅入深的大致分层如下：

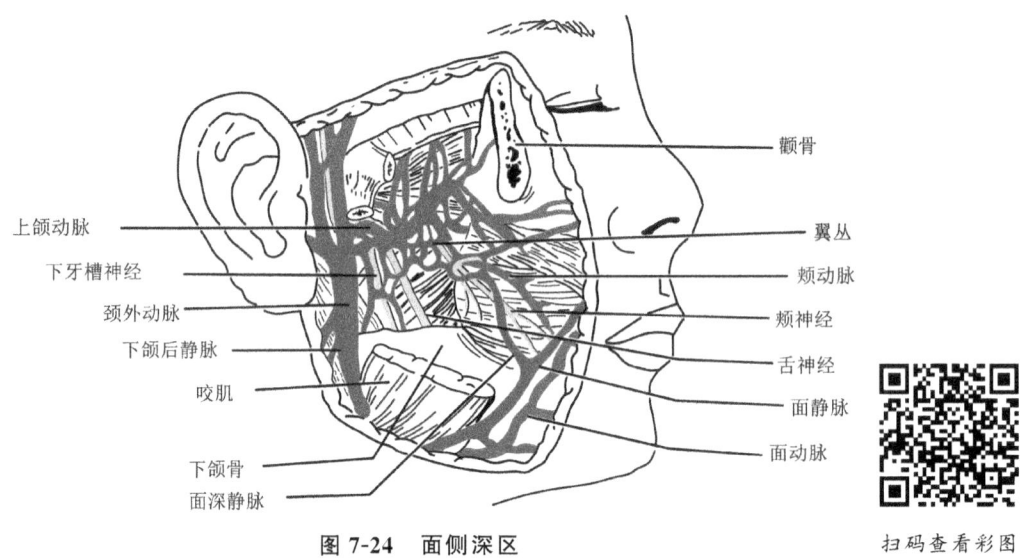

图 7-24　面侧深区

扫码查看彩图

1. 翼丛

当下颌支除去后,首先见到翼丛的浅部,该静脉丛位于颞肌与翼外肌之间及翼内肌和翼外肌之间(图 7-24)。

翼丛的形态视原始静脉丛的退化情况而有所差异。如面部原始静脉丛退化受阻遏,则翼丛发育良好,吻合支众多;反之,若原始静脉丛显著退化,则翼丛发育不良,吻合支稀少。施行上颌结节阻滞麻醉时,应注意翼丛的位置关系,以免刺破发生血肿。

翼丛向前经面深静脉通面静脉,亦可向上通过卵圆孔和破裂孔导血管与海绵窦相通,故口腔颌面部的感染可扩散蔓延到海绵窦。

2. 上颌动脉

上颌动脉伴随其下方的下颌静脉,经下颌骨髁突颈部的深面向前走行,该动脉越过翼外肌浅面(少数在深面),经翼外肌两头之间仅翼腭窝。

从上颌动脉发出很多分支,包括以下分支。

(1) 脑膜中动脉　经棘孔进入颅腔供应硬脑膜。

(2) 下牙槽动脉　与同名神经进入下颌管,其主干及分支供应下颌骨、下颌牙、牙槽突、牙周膜和牙龈。

(3) 上牙槽后动脉　通过上颌骨牙槽孔及颊侧牙龈,供应上颌磨牙、前磨牙及其牙槽骨、颊侧黏膜和牙龈及上颌窦。

(4) 眶下动脉　经眶下孔进眼眶,再经眶下沟入眶下管,最后出眶下孔至面部,沿途供应颊的前部、上唇根部、唇侧牙龈、上颌前牙、牙周组织及上颌窦等。

(5) 腭降动脉　下行于翼腭管,供应硬腭、软腭和腭扁桃体。

(6) 蝶腭动脉　经蝶腭孔进入鼻腔,供应鼻腔外侧壁、鼻窦及鼻中隔等。

在上颌动脉周围有面深淋巴结。临床上作颞下颌关节成形术或髁突切除术,应注意保护髁突颈部深面通过的上颌动脉。当下颌骨髁突颈部骨折时,亦可能伤及上颌动脉。行上颌骨切除时,可在翼外肌两头之间显露和结扎上颌动脉,以代替结扎颈外动脉,上颌动脉进入翼腭窝时,距翼上颌缝很近(5－10mm),如行上颌骨截骨前徒术分离该缝时,应注意勿伤及上颌动脉(图7-25)。

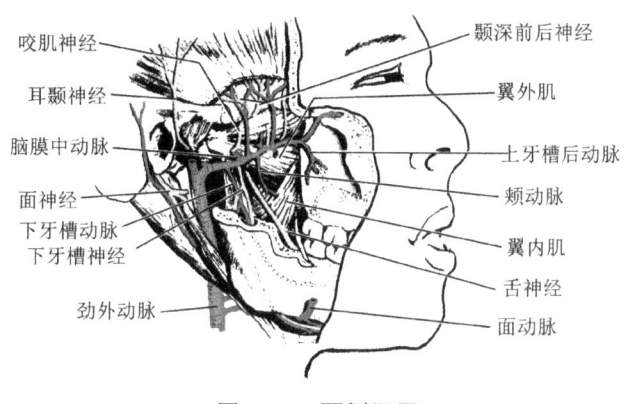

图7-25 面侧深区

扫码查看彩图

3. 下颌神经与翼外肌

下颌神经及其分支与翼外肌关系密切,该神经出卵圆孔后即位于翼外肌深面,几乎立即分支。

(1) 颞深前后神经和咬肌神经 从翼外肌上缘穿出,分别分布于颞肌和咬肌。

(2) 颊神经 从翼外肌两头之间穿出,行于舌神经的前方,分布于颊部皮肤、黏膜和颊侧牙龈。

(3) 舌神经 位于翼内肌表面,恰在下牙槽神经的前方和稍内侧,鼓索在卵圆孔附近加入舌神经。舌神经通行于口底黏膜,发出分支分布于舌下腺、舌侧牙龈及舌的黏膜。

(4) 下牙槽神经 通过翼外肌下缘进入翼颌间隙,于同名血管伴行,沿翼内肌外侧面进入下颌孔。下牙槽神经在进入下颌孔之前发出下颌舌骨肌神经,支配下颌舌骨肌和二腹肌前腹。下牙槽神经通过下颌管,最后经颏孔穿出移行为颏神经。下牙槽神经分支支配全部下颌牙齿及其牙周膜和牙槽骨。

(5) 耳颞神经 两根起自于下颌神经,向后经翼外肌及髁突颈部的深面,至其后方进入腮腺。颞下颌关节手术时和腮腺手术时应注意此关系。

综上所述,翼外肌浅面有翼丛和上颌动脉;深面有下颌神经及其分支,其中耳颞神经行向后,翼内、外肌神经分别至翼内、外肌,翼外肌上缘有颞深前、后神经和咬肌神经穿出,翼外肌两头之间有上颌动脉穿入和颊神经穿出,翼外肌下缘有舌神经和下牙槽神经穿出。由于翼丛、上颌动脉和下颌神经及其分支等均与翼外肌关系密切,故翼外肌可视为面侧深区的钥匙。

在下颌神经的深面有耳神经节,来自舌咽神经的副交感纤维在该神经节交换神经元后,经耳颞神经分布于腮腺(图7-25)。

(郑州西亚斯学院 李明善)

第六节　面部及口腔蜂窝组织间隙及其交通

面部及口腔蜂窝组织是指位于颅底、上、下颌骨及其周围的筋膜间、筋膜于肌肉间、肌肉于肌肉间、肌肉与骨膜间,以及骨膜与骨膜之间的潜在间隙(书后插页1)。各间隙内均为结缔组织所填充,并有血管、神经等经过,某些间隙还含有唾液腺及淋巴结。蜂窝组织伴随血管神经束从一个间隙进入另一个间隙,使相邻的间隙之间彼此通连。间隙感染时,可局限于一个间隙内,也可循连通途径或破坏邻近的组织由近及远波及一个或多个间隙,有时还可向下侵及纵隔,或向上进入颅腔。因此,了解面部及口腔蜂窝组织间隙的部位、内容及其互相通连关系,是正确诊断和治疗间隙感染的重要基础。

一、眶下间隙

眶下间隙(infraorbital space)位于眼眶前部的下方,上界为眶下缘,下界为上颌骨的牙槽突,内侧界为鼻侧缘,外侧界为颧大肌。以尖牙窝为中心的上颌骨前壁形成间隙的底,浅面有面部表情肌(提口角肌、提上唇肌及颧小肌等)覆盖。间隙内有蜂窝组织及出入眶下孔的眶下血管、神经,有时还有眶下淋巴结。

眶下间隙邻近上颌前牙及前磨牙、鼻侧部及上唇,上述部位的化脓性炎症,可侵及眶下间隙。该间隙向后通向颊间隙,并有面静脉和面动脉通过,面静脉连于内眦静脉,经眼静脉于海绵窦相通,炎症可经此途径蔓延(图 7-26)。

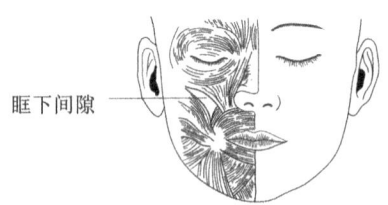

图 7-26　眶下间隙

二、颊间隙

颊间隙(buccal space)位于颊肌于咬肌之间,略呈倒立的锥形,前界为咬肌前缘,后界为下颌支前缘于颞肌前缘。间隙内有颊神经、颊动脉、面深静脉及脂肪组织。颊间隙与翼颌间隙、咬肌间隙、眶下间隙、颌下间隙及颞间隙等处的脂肪组织相连,成为炎症相互扩散的途径。颊间隙与磨牙邻近,磨牙根部的炎症可侵入颊间隙。

颊间隙的范围尚存有争议(图 7-27)。

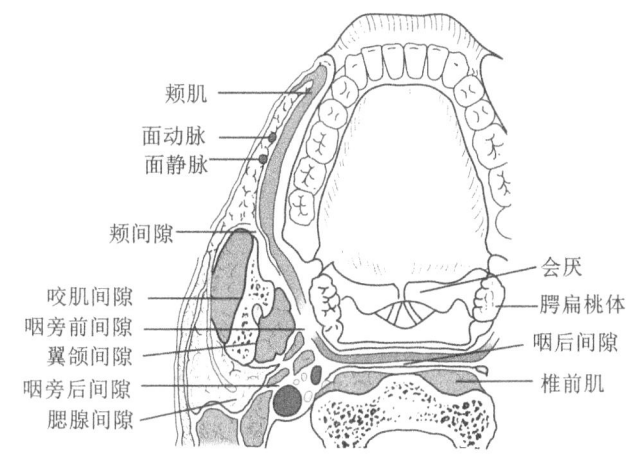

图 7-27 面部间隙（水平切面）

扫码查看彩图

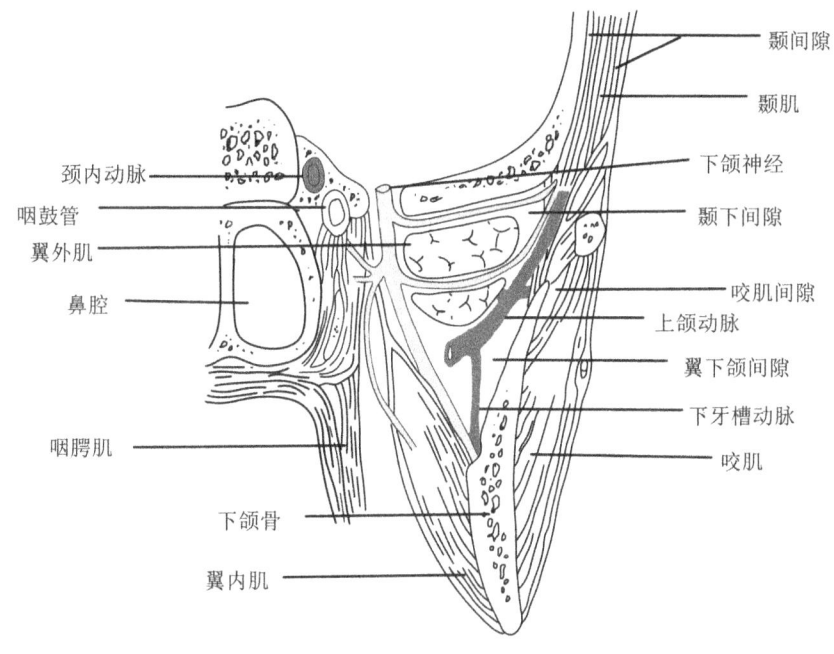

图 7-28 面部间隙（冠状切面）

扫码查看彩图

三、咬肌间隙

咬肌间隙（masseteric space）又称咬肌下间隙（submasseteric space）或咬肌下颌间隙（masster－mandibular space），位于咬肌与下颌支外侧骨壁之间。前邻磨牙后区，后界为腮腺。咬肌间隙与翼颌间隙、颊间隙、颞间隙和颞下间隙相连通。咬肌间隙感染多来自下颌第三磨牙。

咬肌间隙的范围，甚至是否存在咬肌间隙也存有争议。目前大多数资料倾向于存在咬肌间隙（图 7-27，7-28）。

四、翼下颌间隙

翼下颌间隙(pterygomandibular space)又称翼颌间隙,位于翼内肌与下颌支之间。前界为颞肌和颊肌,借颊肌与口腔分隔,后界为腮腺,上界是翼外肌下缘,下界为翼内肌附着于下颌支处。该间隙在冠状切面呈一底朝上、尖向下的三角形。间隙内主要有舌神经、下牙槽神经及下牙槽动脉和静脉通过。间隙内的蜂窝组织向上与颞下间隙、颞间隙通连;向前通颊间隙;向下与舌下间隙、下颌下间隙相通;向外通咬肌间隙;向后与咽旁间隙相通。翼颌间隙尚可经颅底血管神经通向颅内。

五、颞下间隙

颞下间隙(infratemporal space)位于翼颌间隙的上方。前界为上颌骨的后面,后界为腮腺深叶,内侧界为蝶骨翼突外侧板,外侧界为下颌支上份及颧弓,上界为蝶骨大翼的颞下面和颞下嵴,下以翼外肌下缘平面为界。此间隙在解剖上有两个特点:① 颞下间隙处于颌面深部诸间隙的中央;② 间隙内有翼丛、上颌动脉及其分支和上、下颌神经的分支经过。间隙内的蜂窝组织伴随上述血管神经伸入邻近诸间隙,使颞下间隙与颞间隙、翼颌间隙、颊间隙、翼腭间隙及咽旁间隙通连。借翼丛与海绵窦相通。因此颞下间隙的感染很少单独存在,常与相邻间隙感染同时存在(图7-28)。

六、颞间隙

颞间隙位于颞区,借颧弓和颞下嵴的平面与颞下间隙分界,颞间隙可分为颞浅间隙和颞深间隙两部分。

1. 颞浅间隙

颞浅间隙位于颞深筋膜与颞肌之间。

2. 颞深间隙

颞深间隙位于颞肌与颞窝之间。

颞间隙的解剖特点:① 颞深筋膜致密;② 颞肌坚厚;③ 颞窝骨质以颞鳞处最薄,其内外板之间板障很少。因此,颞部脓肿形成后,难以自行穿破,脓液过久积存于颞鳞表面,压迫骨皮质,使其坏死,发生骨髓炎,感染由此可直接向颅内或通过邻近脑膜的血管蔓延,导致脑膜炎、脑脓肿等并发症。

颞间隙与颊间隙、咬肌间隙、翼颌间隙和翼腭间隙相通(图7-28)。

七、腮腺间隙

腮腺间隙(parotid space)位于腮腺鞘内,该间隙为腮腺及经过腮腺内的神经血管及淋巴结所充填。腮腺间隙内侧面未封闭,直接与咽旁前间隙和翼颌间隙相通(图7-29)。

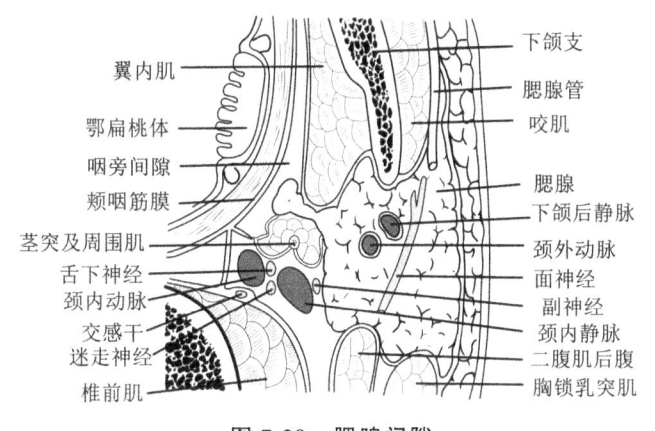

图 7-29 腮腺间隙

八、翼腭间隙

翼腭间隙(pterygopalatine space)或称翼腭窝,位于眶尖的下方,颞下窝的内侧,为一狭窄的三角形间隙。前界为上颌骨体,后界为蝶骨翼突,内侧为腭骨垂直板。翼腭间隙内主要有上颌神经、翼腭神经节、上颌动脉第三段及其分支。翼腭间隙向前经眶下裂通眶,向内经蝶腭孔通鼻腔,向外经翼上颌裂通颞下间隙,向下经翼腭管通口腔,向后上经圆孔通颅腔,还可向后经翼管通颅底外面(图 7-30)。

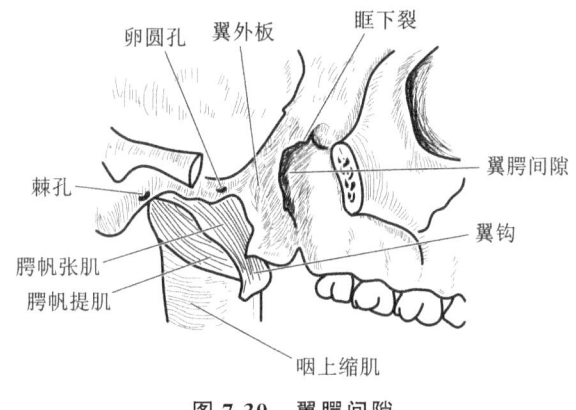

图 7-30 翼腭间隙

九、舌下间隙

舌下间隙(sublingual space)呈马蹄形,上界为口底黏膜,下界为下颌舌骨肌和舌骨舌肌,前外界为下颌舌骨线以上的下颌骨体内面,后界至舌根。舌下间隙被颏舌肌及颏舌骨肌分为左右对称的两部分,每部分也称为颌舌沟间隙,二者在舌系带深面相交通。舌下间隙内有舌下腺、下颌下腺深部及其导管,舌神经、舌下神经及舌下动脉和舌下静脉等。舌下间隙向后通下颌下间隙及颏舌肌间隙,向后上通翼颌间隙,向后内通咽旁间隙。由于下颌前牙及第一前磨牙的根尖位于下颌舌骨线的上方,因此,上述牙的牙源性感染,若破坏下颌骨的舌侧骨板,则进入舌下间隙

(图 7-31)。

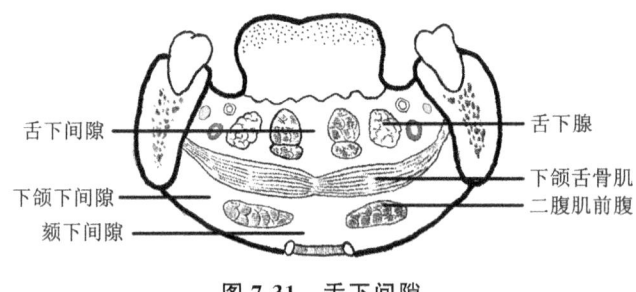

图 7-31 舌下间隙

十、舌深部间隙

舌深部间隙系指位于舌外肌之间的间隙,包括颏舌肌间间隙和颏舌肌-舌骨舌肌间隙。

1. 颏舌肌间间隙

颏舌肌间间隙位于左右颏舌肌之间。该间隙正中矢状面上呈扇形,额状面呈长条形,内含蜂窝组织。间隙上界为舌中隔,下界为颏舌骨肌,向前通舌下间隙。

2. 颏舌肌-舌骨舌肌间隙

颏舌肌-舌骨舌肌间隙位于颏舌肌与舌骨舌肌之间,左右各一,间隙内除蜂窝组织外,还有舌动脉通过。该间隙向前通舌下间隙。

附:面部及口腔蜂窝组织间隙通连示意图

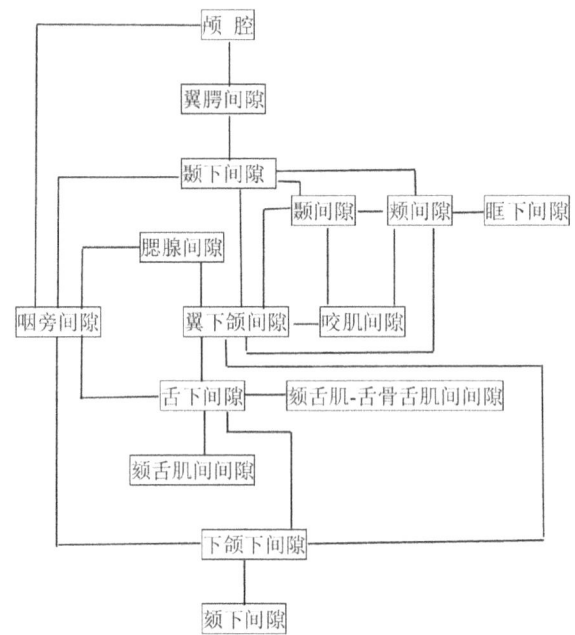

(河南大学 刘中华)

第七节 面部局解操作

一、体位与切口

尸体取仰卧位,肩部垫高,使头部后仰。做以下皮肤切口:
① 自发际向下经鼻背、人中至下颌体下缘做一正中切口。
② 自鼻根中点向两侧到内眦,再沿睑裂两缘到眼外眦,并继续向外到耳前做一横切口。
③ 再鼻孔和口周围各做一环形切口。
④ 沿下颌体下缘至下颌角,再到乳头尖做一横切口。

因面部皮肤较薄,在做各种切口时一定注意深度,做到切口要浅,再翻皮片时要细心,刀刃应向皮面,尽量使深部的面肌少受损伤。

二、层次解剖

(一) 解剖面肌

(1) 在眼内眦处摸认睑内侧韧带(拉眼睑向外时紧张),然后修洁眼轮匝肌的眶部,再修洁睑部。睑部的肌纤维色淡而薄,修洁时要小心,不要当作脂肪除去。

(2) 修洁口轮匝肌,注意不要切掉与口轮匝肌交织的其他肌。

(3) 在额部修洁枕额肌的额腹,刀刃应与肌纤维平行。在额腹的内侧缘,找出下降到鼻背的降眉肌。

(4) 在鼻外侧的上部,找到提上唇鼻翼肌,追踪到鼻翼和上唇,注意不要损伤到它浅面的面静脉。在鼻上半靠眼内角处找到滑车下神经,鼻下半部找到鼻外神经。

(5) 追踪面静脉到颧大肌深面,修洁提上唇肌、颧小肌和颧大肌。

(6) 追踪颈阔肌,可见其后部肌纤维向前弯向口角,这就是笑肌。在口角下方,辨认并修洁降口角肌和它前面的降下唇肌。

(二) 解剖腮腺区

1. 解剖腮腺咬肌筋膜

紧靠耳郭前面,自颧弓到下颌角切开腮腺表面的腮腺咬肌筋膜,向前、上、下三个方向逐渐翻起除去,修洁时可见到一些小的淋巴结既是腮腺淋巴结。

2. 解剖穿出腮腺前缘上份至上端的结构

(1) 先在腮腺前缘、颧弓下方约一指宽处找到腮腺管,追踪到咬肌前缘,在腮腺管上方寻找副腮腺(一小部分分离的腮腺)、面横血管和面神经颧支(有上、下)两支。

(2) 在腮腺的上端找出颞浅动脉和静脉,并在血管的后方找出耳颞神经,在血管前方找出面神经颞支。

3. 解剖穿出腮腺前缘下份及下端的结构

(1) 在腮腺管的下方寻找面神经颊支和下颌缘支。

(2) 在腮腺的下端找出面神经的颈支和下颌后静脉后支和前支。

自腮腺上、前、下三方面的结构依次是：① 耳颞神经；② 颞浅血管；③ 面神经颞支；④ 面横动脉；⑤ 面神经颧支；⑥ 面神经上颊支；⑦ 腮腺管；⑧ 面神经下颊支；⑨ 面神经下颌缘支；⑩ 面神经颈支、下颌后静脉的前支和后支。

4. 解剖面神经、颈外动脉和颞浅动脉，并观察其在腮腺内的排列

(1) 追踪面神经各支到进入面肌处，同时找出附近的穿颞筋膜出来的颧颞神经。

(2) 追踪颧支，翻开眼轮匝肌外侧份，寻找出颧骨的面神经颧支。将颧大肌、颧小肌和提上唇肌从起点分离向下翻开，修洁面动脉、静脉和它们的分支。注意找到面深静脉，它由面静脉越过颊肌时分出，向后穿过脂肪到咬肌的深面。

(3) 小心去掉咬肌前缘深面的颊脂体，追踪面神经的颊支到颊肌。找出与颊支有吻合的颊神经，修洁颊神经并向后追踪到下颌支前缘。

(4) 追踪面神经下颌缘支到降口角肌深面。

(5) 修洁提口角肌和颊肌，注意不要损伤颊神经。追踪腮腺管通进入颊肌处。

(6) 细心除去腮腺浅部，向后追踪面神经各支至其主干，同时寻找耳大神经和耳颞神经的交通支，继续追踪面神经至茎乳孔，找出面神经主干进入腮腺以前的分支：耳后神经及至二腹肌后腹和茎突舌骨肌的分支。

(7) 继续除去腮腺实质，找出并修洁下颌后静脉、颈外动脉和它们的分支。

(8) 在面神经进入腮腺处切断面神经，向前翻开。除去下颌后静脉，在耳后动脉起点处的上方切断颈外动脉，向上翻开。除去余下的腮腺实质，修洁腮腺周围的结构。

(三) 观察面动脉与面静脉的局部位置

在咬肌前缘与下颌支交点处找到面动脉，对面动脉的分支进行追踪和修洁，逐一观察。在动脉的后方，解剖观察与之伴行的面静脉及其属支。

(四) 解剖眶上神经、眶下神经、颏神经

(1) 解剖穿出额肌纤维的滑车上神经和血管及眶上神经和血管，前者在眶上缘内侧部的上方距中线约一指宽处，后者常有两支，位于较外侧。

(2) 翻开眼轮匝肌下份内侧，找出穿出眶下孔的神经和血管，修洁它们的分支。

(3) 切断并向下翻开降口角肌，找出由颏孔穿出的颏神经。

(五) 解剖咬肌

修洁咬肌，观察其起止形态，向前翻开其后缘上部，寻找到咬肌的神经和血管。

(六) 解剖颞肌及颞下颌关节

(1) 修洁颞筋膜，在颧弓上方纵行切开，可见此筋膜向下分为两层，浅层附着

于颧弓上缘,深层在颧弓深面与咬肌筋膜相续。沿颧弓上缘切断浅层筋膜,用刀柄检查深层筋膜延续情况,然后去掉此层筋膜,注意保存颧颞神经和颞中动脉。

(2) 锯断颧弓,后端紧靠关节结节的前方;前端由颧弓上缘最前端斜越颧骨向前下,至颧骨上缘与上颌骨颧突连接处。将颧骨与咬肌向下翻到下颌角,观察咬肌间隙。翻开过程中,必须割断咬肌的血管神经(可带上一小块咬肌,便于以后辨认)以及由颞肌加入咬肌的纤维。

(3) 修洁颞肌,观察其起止形态。在颞肌下部的深面找出向前下行走的颊神经(有时穿过颞肌),将它与颞肌分离,注意加以保护。然后自下颌切迹中点到到下颌支前缘与下颌体交界处斜断冠突。将冠突和颞肌向上翻,用刀柄使颞肌与颞窝下部的骨分离,以显露颞深神经和颞深动脉,以及之前已看到穿入颞筋膜和颞肌深面的颞中动脉。追踪颞深神经到它穿出颧骨颞面的小孔。

(4) 修洁颞下颌关节的关节囊,观察颞下颌韧带,然后除去颞下颌韧带,观察关节盘和关节腔的形态。

(七) 解剖面侧深区(颞下窝)和舌下区

用刀柄自下颌颈和下颌支后缘的深面插入,使下颌颈和下颌支深面的软组织分离,刀柄向下移动受阻处就是下牙槽神经和血管穿入下颌孔之点。用骨剪剪断下颌颈,并紧靠下颌孔上方水平锯断下颌支,将此骨段去掉,小心除去脂肪纤维组织,露出深面的肌、血管和神经。依次找出并修洁下列结构:

(1) 在下颌孔处找到下牙槽神经和下牙槽动脉,向上追踪到翼外肌下缘。在下牙槽神经进入下颌孔的稍上方,寻找它发出的细小的下颌舌骨肌神经。下牙槽神经和动脉的内面有一薄膜状的小带(自翼外肌下缘露出附着于下颌小舌)就是蝶下颌韧带。

(2) 在下牙槽神经的前方,翼内肌表面找出舌神经。

(3) 追踪颊神经到翼外肌两头之间,颞深神经和咬肌神经到翼外肌上缘。

(4) 修洁位于翼外肌表面的上颌动脉及其分支。有时上颌动脉位于翼外肌深面则待以后再做。在修洁过程中遇到一些小静脉交织成网,此即翼静脉丛,观察后可切除。翼静脉丛向后下汇合成1-2支较大的上颌静脉。

(5) 修洁翼外肌和翼内肌已暴露的部分,观察它们的起止和形态。

(八) 解剖面侧深区浅部

(1) 除去颞下颌关节盘、下颌头及翼外肌,注意勿损伤耳颞神经、上颌动脉和上面其他结构。

(2) 修洁下颌神经及其分支,拉舌神经向前,找出加入其后缘的鼓索,凿开下颌管,追踪下牙槽神经到牙根和颏孔。

(3) 修洁上颌动脉第一段,找出它的分支。追踪脑膜中动脉到棘孔,看清耳颞神经的两个根包绕脑膜中动脉的情况,追踪修洁耳颞神经。

(4) 扭转下颌神经干(必要时可以割断翻开),寻找位于其深面的耳神经节和连于神经节的小支。

(九) 解剖面侧深区深部

(1) 用骨凿和咬骨钳除去由圆孔到棘孔连线外侧的蝶骨大翼前外侧部,打开翼腭窝的后壁和颞下窝的顶,注意保留圆孔和棘孔,不要损伤其下的软组织。

(2) 自圆孔前方仔细分离上颌神经,在上颌神经干的下方找到翼腭神经节和翼腭神经节相连的翼腭神经。向前追踪上颌神经,找出它分出的颧神经,上牙槽后神经和它本干延续的眶下神经。上牙槽后神经一般分为两支,在上颌结节附近穿入上颌骨内。颧神经经眶下裂入眶,分为两支在眶外侧壁和底交界处穿入颧骨。眶下神经经眶下裂入眶,再经眶下沟、眶下管,由眶下孔穿出。

(3) 追踪上颌动脉第三段和它的终支,这些终支都与上颌神经的分支伴行。

(十) 解剖舌下间隙的内容

(1) 使头部尽量后仰,沿下颌骨下缘割断面动脉、面静脉和二腹肌前腹,将下颌骨尽量向上翻,用拉钩固定。如果结构太硬,下颌骨向上拉开不够充分,可以在正中线稍外侧锯断下颌骨,在向上翻开固定。

(2) 再次检查并进一步修洁二腹肌后腹和茎突舌骨肌,细心终支面动脉到下颌下腺后面,找出面动脉在此处分出的扁桃体动脉和腭升动脉。追踪下颌下腺深部和下颌下腺导管到下颌舌骨肌后缘深面。找出舌神经上方的舌神经和连于舌神经下方的下颌下神经节。

(3) 切断下颌舌骨肌神经,将二腹肌前腹向下翻,进一步修洁并观察下颌舌骨肌,在下颌舌骨肌起点稍下方切断该肌,向前下翻开,注意口底黏膜恰在该肌起点上方由下颌骨的内侧伸展到舌下,不要损伤它。

(4) 下颌舌骨肌翻开后,舌骨舌肌就完全暴露,它的前腹由上而下有舌下腺、颏舌肌和颏舌骨肌,它的后方由上而下有茎突舌肌、茎突舌骨韧带和茎突咽肌。舌咽神经绕过茎突咽肌向前进入舌骨舌肌后缘深面。在舌骨舌肌表面由上而下有舌神经、下颌下神经节、下颌下腺深部和导管以及舌下神经等,分离并修洁这些结构。

(5) 沿舌骨上缘切断舌骨舌肌,将它向上翻,注意不要损伤它浅面的结构,在舌骨大角上方找到舌动脉,向前追踪。修洁其他暴露的结构。

(河南大学　刘中华)

第八章 颈部局部解剖

第一节 概述

颈(neck)以脊柱(vertebral column)颈段为支架,介于头(head)、胸(thorax)与上肢之间。颈前正中有呼吸道(respiratory tract)和消化管(alimentary canal)的颈段;两侧纵行排列着大血管和神经干;颈下部有胸膜顶(cupula of pleura)和肺尖(apex of lung)以及往返于颈、胸、上肢之间的血管和神经。

颈部的肌肉层次和分群较为复杂,可分为颈浅肌群、舌骨上、下肌群、喉肌、咽肌和颈深肌。颈肌不仅使头颈部产生复杂的运动,而且对发音、吞咽、呕吐及呼吸均起重要作用。

颈部筋膜丰富,包绕颈肌各层,以及血管、神经和脏器;诸结构之间有疏松结缔组织充填,并形成筋膜鞘和筋膜间隙。颈部淋巴结较多,主要沿浅静脉和深部血管神经束排列,肿瘤转移时常受累。

蜂窝组织充填与器官之间,适应于颈部进行多种运动时器官的移动。当头后仰时,颈前部增长,喉和气管位置变浅,有利于施行气管切开术,头向一侧旋转并后仰时,大血管位置变浅,有利于施行颈外动脉结扎及颈部淋巴结清扫手术。

一、境界

颈部上界以下颌骨下缘、下颌角、乳突尖、上项线和枕外隆凸的连线与头部分界;向下以胸骨柄(manubrium sterni)上缘、胸锁关节、锁骨(clavicle)上缘和肩峰(acromion)至第7颈椎棘突(spinous process)的连线与胸部、上肢和背部分界。

二、分区

颈部以斜方肌前缘为界分为前、后两部分。前部位于两侧斜方肌(trapezius)前缘之间和脊柱颈部前方,称为狭义颈部(或固有颈部),即通常所指的颈部(cervix),与口腔临床关系密切;后部位于斜方肌前缘与脊柱颈段后方之间,又称项部(nuchal region)。

狭义颈部又以胸锁乳突肌前、后缘为界,被分为颈前区(anterior region of neck)、胸锁乳突肌区(sternocleidomastoid region)和颈外侧三角(lateral triangle of neck)(又称颈后三角)等3个区域。胸锁乳突肌区和颈后三角合称颈侧区(图8-1)。

(一)颈前区

颈前区(anterior cervical region)上界为下颌底,内侧界是颈前正中线(anterior median line),外侧界即胸锁乳突肌前缘,又称颈前三角(anterior triangle

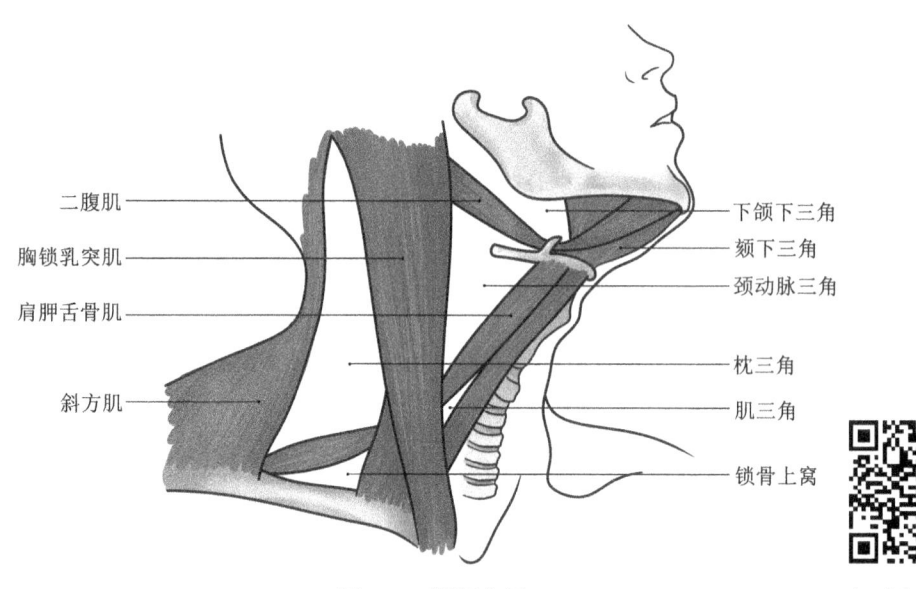

图 8-1 颈部分区

of neck)。颈前区又以舌骨(hyoid bone)为标志,分为舌骨上区和舌骨下区。舌骨上区包括颏下三角(submental triangle)和下颌下三角(submandibular triangle),舌骨下区包括颈动脉三角(carotid triangle)和肌三角(muscular triangle)。

1. 颏下三角

颏下三角(submental triangle)由两侧颈前三角的一部分组成,介于两侧二腹肌前腹与舌骨之间。

2. 下颌下三角

下颌下三角(sumandibular triangle)位于二腹肌前、后腹与下颌骨下缘之间,又称二腹肌三角。

3. 颈动脉三角

颈动脉三角(carotid triangle)位于胸锁乳突肌、二腹肌后腹和肩胛舌骨肌上腹之间。

4. 肌三角

肌三角(muscular triangle)位于胸锁乳突肌、肩胛舌骨肌上腹和颈前正中线之间,又称肩胛舌骨肌气管三角。

(二) 颈侧区

包括胸锁乳突肌区和颈外侧(颈后)三角。

1. 胸锁乳突肌区

为胸锁乳突肌所占据及其浅面和覆盖的区域。

2. 颈后三角

颈后三角(posterior triangle of neck)位于胸锁乳突肌后缘、斜方肌前缘和锁骨中 1/3 上缘之间。肩胛舌骨肌下腹再将颈后三角分为上部较大的枕三角

(occipital triangle)和下部较小的锁骨上大窝(greater supraclavicular fossa)。

(1) 枕三角，又称肩胛舌骨肌斜方肌三角，位于肩胛舌骨肌下腹、胸锁乳突肌和斜方肌之间。

(2) 锁骨上三角，又称肩胛舌骨肌锁骨三角或锁骨上大窝，位于肩胛舌骨肌下腹之下，是锁骨中1/3上方的凹陷。

三、表面解剖

(一) 体表标志

1. 舌骨

舌骨(hyoid bone)呈蹄铁形，位于喉的上方，颏隆突的后下方，适对第3、4颈椎椎间盘。循舌骨体(body of hyoid bone)向两侧可扪及舌骨大角(greater horn)，是寻找和结扎舌动脉的体表标志。

2. 甲状软骨

甲状软骨(thyroid cartilage)居于舌骨与环状软骨(cricoid cartilage)之间，其前正中线上部向前方突起形成喉结laryngeal prominence。甲状软骨上缘约平第4颈椎体上缘，在此高度颈总动脉分为颈内动脉和颈外动脉。

3. 环状软骨

环状软骨(cricoid cartilage)居甲状软骨下方。环状软骨弓(arch of cricoid cartilage)向后平对第6颈椎横突(transverse process)，为喉与气管(trachea)、咽与食管(esophagus)的分界标志，亦可作计数气管软骨(tracheal cartilages)的标志。

甲状软骨下缘与环状软骨之间有环甲膜(弹性圆锥)相连，在某些紧急的喉性呼吸困难，而又来不及进行气管切开术时，可行环甲膜穿刺，或横行切开环甲膜插管进入声门下腔，作为抢救窒息的紧急措施之一。

4. 气管颈段

气管颈段(cervical segment of trachea)可在环状软骨下缘至胸骨颈静脉切迹之间触及，其位置居中。

5. 颈动脉结节

颈动脉结节(carotid tubercle)即第6颈椎横突前结节(anterior tubercle)，位居胸锁乳突肌前缘中点深处。因颈总动脉在其前方上升，平环状软骨弓向后压迫，可暂时阻断颈总动脉血流，达到止血目的。

6. 胸锁乳突肌

胸锁乳突肌(sternocleidomastoid)为颈部分区和划分颈部诸三角的重要体表标志，也是某些手术去切口标志。其起始端内侧有胸骨上窝，外侧有锁骨上大窝。起始端的胸骨头、锁骨头和锁骨上缘之间称为锁骨上小窝(lesser supraclavicular fossa)。该肌后缘中点为颈丛皮支(cutaneous branch)穿出处，可作为颈部皮神经浸润麻醉的阻滞点。

胸锁乳突肌浅面有颈外静脉越过,深面有颈总动脉、颈内静脉和迷走神经。

7. 颈静脉切迹

颈静脉切迹(suprasternal notch)位于胸骨柄上缘中份,向后平对第 2－3 胸椎(thoracic vertebra)之间,其上方的凹陷为胸骨上窝,可触及气管颈部 cervical part of trachea。

8. 锁骨上大窝

锁骨上大窝(greater supraclavicular fossa)是锁骨中 1/3 上方的凹陷,又称肩胛舌骨肌锁骨三角(omoclavicular triangle),三角的底可触及锁骨下动脉(subclavian artery)搏动、臂丛(brachial plexus)和第一肋(first rib)(图 8-2)。

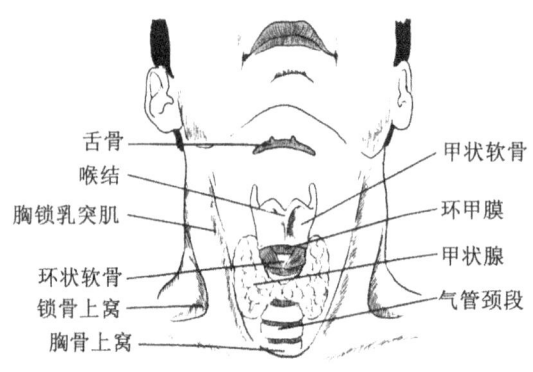

图 8-2 颈部体表标志

(二) 体表投影

1. 颈总动脉与颈外动脉

颈总动脉(common carotid artery)与颈外动脉(external carotid artery)由下颌角至乳突尖连线的中点,右侧至胸锁关节(sternoclavicular joint),左侧至左锁骨上小窝处作连线,以甲状软骨上缘为界,上段为颈外动脉体表投影,下段为颈总动脉的体表投影(图 8-3)。

2. 锁骨下动脉

锁骨下动脉(subclavian artery)右侧自胸锁关节、左侧从锁骨上小窝至锁骨上缘中点画一弧形线,弧的最高点距锁骨上缘 1cm,即为锁骨下动脉的体表投影。

3. 颈外静脉

颈外静脉(external jugular vein)为下颌角至锁骨中点的连线,是小儿静脉穿刺的常用部位。

4. 副神经

副神经(accessory nerve)自下颌角至乳突连线的中点,经过胸锁乳突肌后缘中、上 1/3 交点,至斜方肌前缘中、下 1/3 交点的连线。

5. 臂丛

臂丛(brachial plexus)自胸锁乳突肌后缘中、下 1/3 交点至锁骨中、外 1/3 交点稍内侧的连线。臂丛在锁骨中点后方比较集中,位置表浅,常作为臂丛锁骨上入路阻滞麻醉部位。

6. 神经点

神经点(punctum nervosum)在胸锁乳突肌后缘中点处,是颈丛皮支浅出颈筋膜的集中点,为颈部皮神经阻滞麻醉的穿刺部位。

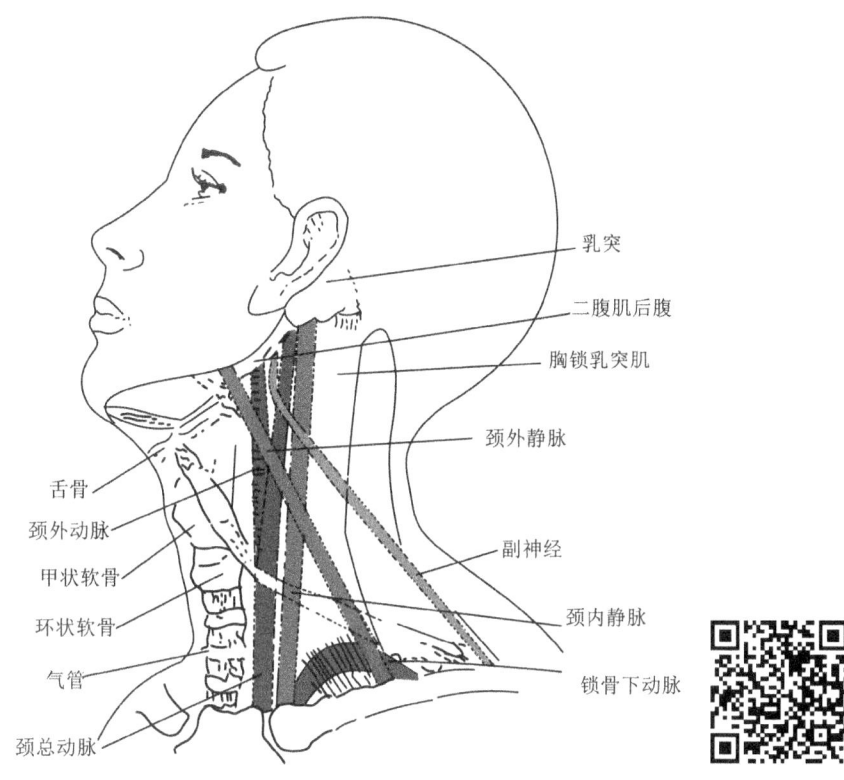

图 8-3　颈部结构的体表投影

扫码查看彩图

7. 胸膜顶

胸膜顶(cupula of pleura)由胸腔突出胸廓上口(superior aperture of thorax)至颈根部,自胸锁关节至锁骨中、内 1/3 交点之间做一凸向上的弧线,弧的最高点距锁骨上缘 2—3cm 处为胸膜顶的体表投影。

四、颈部结构的配布特点

颈部是连接头与躯干、躯干与上肢的桥梁。脊柱的颈段是颈部的支持性结构。颈部结构的配布有下列特点:

(1)由头部下降进入胸腔的消化道和呼吸道的器官,如咽、食管、喉、气管等都纵行于脊柱前方,其两侧是纵行排列的神经和大血管;由胸部和颈部到上肢的神经和往返的大血管,多是横行经过颈下部,如锁骨下动、静脉和臂丛。

(2)颈部运动灵活,加上发音、吞咽和呼吸等活动,增加了颈部各结构间的活动范围。与颈部运动及上述功能相适应,颈部肌肉数目多,大小不一,形态复杂,层次较多。其中前方的肌肉多为纵行且较细小,两侧,尤其是后方的肌肉较多且粗大。

(3) 颈部的筋膜及蜂窝组织较发达,层次多;颈部器官都有筋膜形成的鞘包绕。筋膜之间形成蜂窝组织间隙,蜂窝织炎可沿这些间隙蔓延到胸部和腋窝。颈部的神经和血管也被筋膜包绕,形成神经血管鞘。围绕静脉形成的静脉鞘,可借结缔组织与静脉壁紧密连接,因此,颈部静脉创伤时不易闭合,易引起空气栓塞。

(4) 颈部器官及血管在头颈运动时位置不固定。头向一侧转动时,喉、气管及血管均向旋转侧移动,食管则移向旋转的对侧;头倾向一侧时,气管在中点处凸向对侧;头后仰时,颈部器官向上、向前凸出。在进行颈部手术时,应对上述情况有比较充分的了解。

(5) 颈部的淋巴结较多,主要排列在血管和器官的周围。因此,颈部肿瘤沿淋巴扩散时,累及范围较为广泛。熟悉淋巴结的局部位置及引流范围具有重要的临床意义。

(郑州西亚斯学院　李明善)

第二节　层次解剖

一、皮肤

颈前外侧部的皮肤较薄,移动性较大,皮纹呈横向分布。颈部手术多采取横切口,以利于伤口愈合和术后美观。颈部皮肤色泽接近面部,为修复面部皮肤缺损的理想供皮部位。

二、浅筋膜

颈部的浅筋膜可分为浅层、中层和深层。浅层为纤维层,比较疏松,保持皮肤具有较大的活动性,且易潜行剥离;中层为菲薄的颈阔肌(platysma);深层为颈阔肌深面的脂肪层,内含浅静脉、淋巴结和颈丛皮支及面神经颈支(图8-4)。所以颈阔肌是颈部手术中浅筋膜的分层标志。

颈阔肌为一皮肌,起自胸大肌和三角肌筋膜,越过锁骨斜向内上方;其前部纤维附于下颌骨下缘,后部纤维附于腮腺咬肌筋膜,并移行于降下唇肌和笑肌。颈中线附近无此肌纤维覆盖。颈部手术切断该肌时,必须对位缝合,以免形成较大的瘢痕。

颈外侧皮瓣可修复颈前部因烧伤后的瘢痕挛缩或颈胸粘连等畸形。在颈外侧部又可采用带蒂转移的颈阔肌肌皮瓣(musculocutaneous flap),以修复口角、唇、颌面部、胸外侧部和颈对侧的组织缺损。

(一) 浅静脉及浅淋巴结

1. 颈前静脉

颈前静脉(anterior jugular vein)起于颏下部,在颈部的前正中线两侧沿下颌

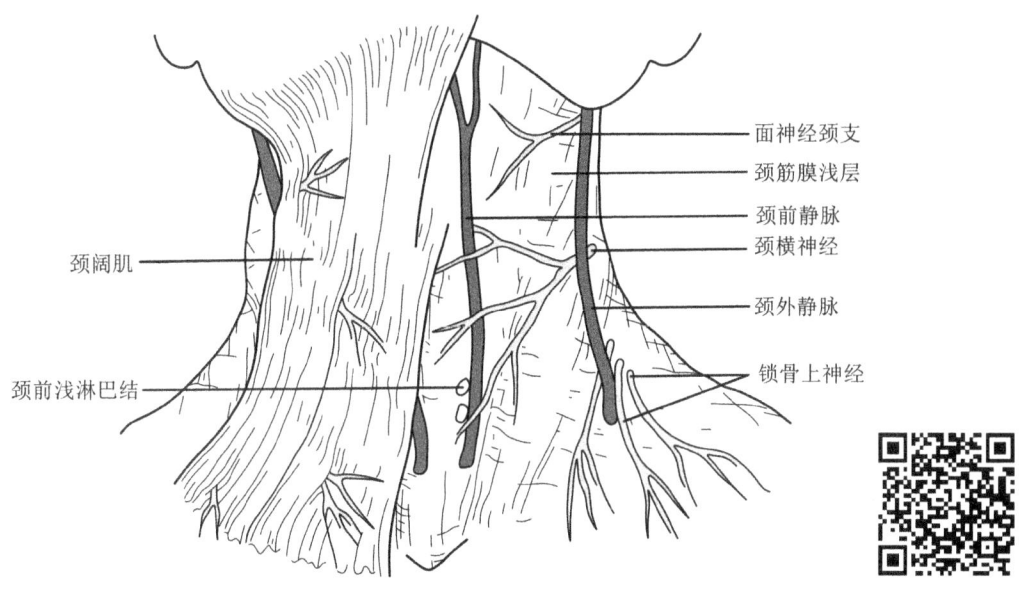

图 8-4　颈阔肌及颈部浅层结构

舌骨肌表面下行,至胸锁乳突肌前缘下份穿入胸骨上间隙(suprasternal space),继而转向外侧,经过胸锁乳突肌深面汇入颈外静脉。左右两侧颈前静脉间有吻合支,称颈静脉弓(jugular venous arch),横行于颈静脉切迹上方的胸骨上间隙内。(图 8-4,图 8-5)。颈前静脉有时仅有一条,位居中线,称颈前正中静脉。

2. 颈外静脉

颈外静脉(external jugular vein)由下颌后静脉后支、耳后静脉和枕静脉在下颌角处汇合而成。该静脉沿胸锁乳突肌表面垂直下行,于该肌后缘中点处入枕三角,至锁骨上缘中点上方 2－5cm 处,穿入深筋膜注入锁骨下静脉(subclavian vein)(图 8-4)。该静脉末端虽有一对静脉瓣,但不能阻止血液逆流,当上腔静脉血回心受阻时,可致颈外静脉曲张。颈外静脉穿深筋膜处,两者彼此紧密愈合,当静脉壁破裂时,管腔不易闭合,因而可导致气栓。在临床上常将颈外静脉作为穿刺或插管部位。

3. 颈前浅淋巴结

颈前浅淋巴结(superficial anterior cervical lymph nodes)沿颈前静脉排列,收纳舌骨下区的浅淋巴,其输出管注入颈外侧下深淋巴结(inferior deep lateral cervical lymph nodes)或直接注入锁骨上淋巴结(supraclavicular lymph nodes)(图 8-6)。

4. 颈外侧浅淋巴结

颈外侧浅淋巴结(superficial lateral cervical lymph node)　位于胸锁乳突肌的表面及其后缘处,沿颈外静脉排列,收纳枕部、耳后部及腮腺淋巴结引流的淋巴,输出管注入颈外侧深淋巴结上群(图 8-6)。

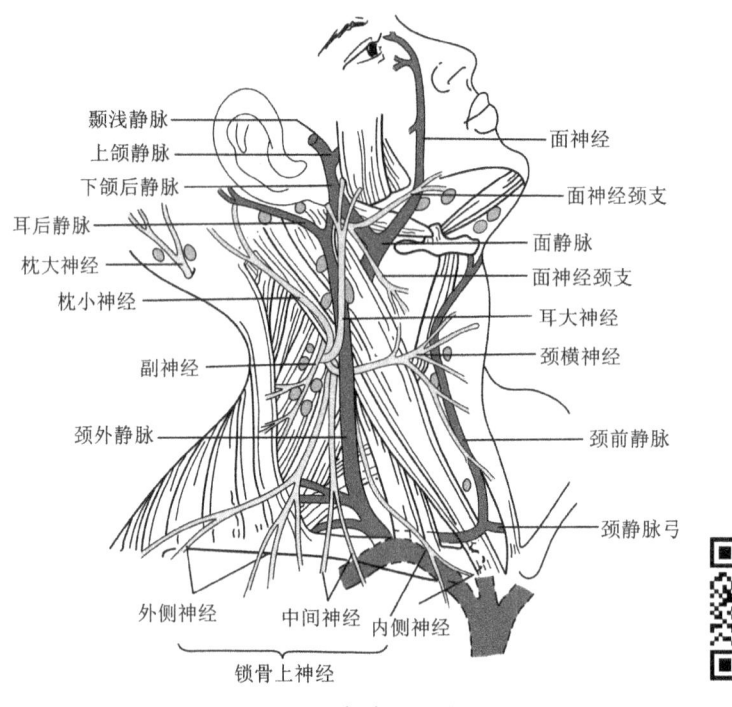

图 8-5 颈部浅层结构

扫码查看彩图

(二) 神经

1. 颈丛皮支

在胸锁乳突肌后缘中点（即神经点）浅出深筋膜，位置表浅，在此处相对集中，为颈丛皮神经阻滞麻醉的穿刺点（图 8-4）。

(1) 枕小神经（lesser occipital nerve）（C_2）绕过副神经，沿胸锁乳突肌后缘向后上行，分布于枕区和耳郭背面上部的皮肤。

(2) 耳大神经（great auricular nerve）（C_{2-3}）为颈丛皮支中最大的分支，沿胸锁乳突肌表面伴颈外静脉上行，分布于耳郭及腮腺咬肌区皮肤。临床上在胸锁乳突肌中、上 1/3 区作横向切口时，注意保护此神经。

(3) 颈横神经（transverse nerve of neck）（C_{2-3}）横行向前，越过胸锁乳突肌表面中份，穿出颈阔肌浅面，分布于颈前区皮肤。

(4) 锁骨上神经（supraclavicular nerve）（C_{3-4}）分为 3 支，在锁骨上缘处浅出，越过锁骨表面，分布于颈前外侧部、胸前壁上部（第 2 肋 second rib 以上）及肩部等处皮肤。

2. 面神经颈支

面神经颈支（cervical branch）自腮腺下端穿出后，经颈阔肌深面向前下方，支配颈阔肌。行腮腺手术时，可作为追踪面神经的标志（图 8-5）。

三、颈筋膜和筋膜间隙

颈筋膜（cervical fascia）位于浅筋膜和颈阔肌的深面，包绕颈部诸肌和器官，并

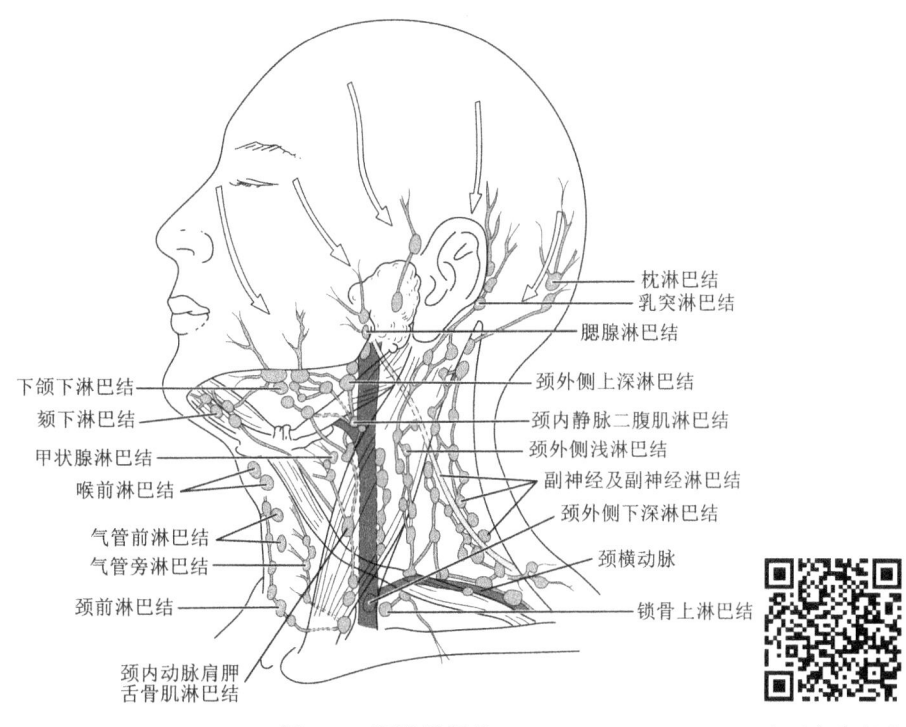

图 8-6 颈部淋巴结

在血管、神经周围形成筋膜鞘。颈筋膜可分为浅层（superficial layer）、中层（middle layer）、深层（deep layer）三层，且各层之间的疏松结缔组织构成筋膜间隙（图 8-7，图 8-8）。

（一）颈筋膜

1. 浅层

呈圆桶形围绕整个颈部，故称封套筋膜。该层筋膜向前在正中线左、右彼此延续；向两侧包绕斜方肌和胸锁乳突肌形成两肌的鞘；向后附着于项韧带（ligamentum nuchae）及第 7 颈椎棘突；向上附于颈部上界的骨面；向下附着于颈与胸交界处的骨面。颈筋膜浅层在下颌下三角和腮腺咬肌区分为两层，分别包绕下颌下腺和腮腺，形成两腺的筋膜鞘，此二鞘被茎突下颌韧带（stylomandibular ligament）所分隔。

封套筋膜在舌骨下方分浅、深两层，包绕舌骨下肌群，形成该肌群的筋膜鞘。在胸骨柄的上方，该筋膜也分为两层形成胸骨上间隙。

2. 气管前层

气管前层（pretracheal layer）又称颈筋膜中层或内脏筋膜，是位于舌骨下肌（suprahyoid muscles）深面的筋膜。该筋膜因包绕喉、气管颈部、咽、食管颈部、甲状腺和甲状旁腺等器官，故称内脏筋膜。其前下部覆盖气管，为颈筋膜气管前层；后上部覆盖颊肌和咽肌层（muscular layer of pharynx），称为颊咽筋膜（buccopharyngeal fascia）。颈筋膜气管前层向上附着于甲状软骨斜线（oblique line）、环状软骨和舌骨；向下包裹甲状腺，形成甲状腺鞘，即假被膜（囊），鞘的后层增厚构成甲状腺悬韧带，并继续下行经过气管前方及两侧入胸腔，与心包（pericardium）上部及进出心脏的大血管的外膜相融合。气管前层向两侧延续，包裹颈总动脉、颈内动脉、颈内静脉和迷走神经，形成颈动脉鞘，周围借疏松结缔组织与颈筋膜浅层和颈筋膜椎前层相续。

3. 颈筋膜深层

即椎前层（prevertebral layer），覆盖于头长肌（longus colli）、前斜角肌（scalenus anterior）、中斜角肌（scalenus medius）、后斜角肌（scalenus posterior）和颈椎椎体前面，故又名椎前筋膜（prevertebral fascia）。该层上起颅底，下续前纵韧带（anterior longitudinal ligament）及胸内筋膜（endothoracic fascia）。两侧覆盖臂丛、颈交感干、膈神经（phrenic nerve）、锁骨下动脉和锁骨下静脉，向下外方包绕腋动脉（axillary artery）、腋静脉（axllary vein）及臂丛，形成腋鞘（axillary sheath）（又名颈腋管）。颈深淋巴结在此筋膜的浅层，因此该筋膜可作清除颈深淋巴结手术的标志。

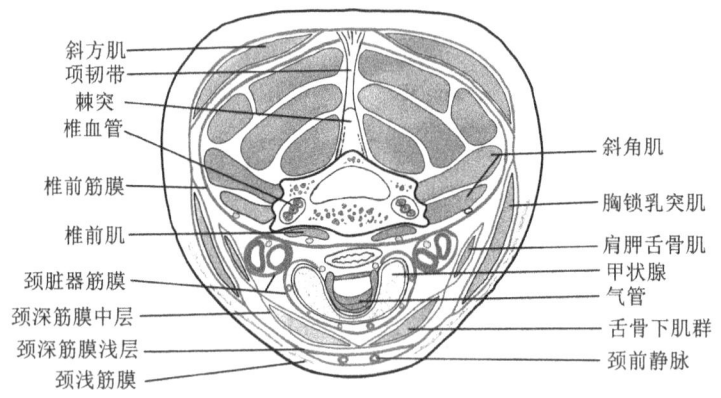

图 8-7 颈筋膜和筋膜间隙（通过第 7 颈椎的横断面）

扫码查看彩图

（二）筋膜间隙

1. 胸骨上间隙

胸骨上间隙（suprasternal space）颈筋膜浅层在距胸骨颈静脉切迹上方 3—5cm 处分为两层，分别附着于颈静脉切迹的前、后缘，两层筋膜间为胸骨上间隙。该间隙内有胸锁乳突肌胸骨头、颈前静脉下段、颈静脉弓、颈前淋巴结和脂肪组织等。

2. 气管前间隙

气管前间隙（pretracheal space）位于颈筋膜气管前层与气管颈部之间，内有气管前淋巴结（pretracheal lymph nodes）、甲状腺下静脉（inferior thyroid vein）、甲状腺奇静脉丛（unpaired thyroid venous plexus）、甲状腺最下动脉（arteria thyroidea ima）、头臂干（brachiocephalic trunk）和左头臂静脉（left brachiocephalic venin），小儿还有胸腺（thymus）上部。此间隙感染、出血或气肿时，可蔓延至上纵隔（superior mediastinum）。

3. 咽后间隙

咽后间隙(retropharyngeal space)位于颈筋膜椎前层与颊咽筋膜之间,其外侧为颈动脉鞘;位于咽壁侧方的部分称为咽旁间隙,内有咽淋巴结(lymphonodus pharyngealis)及疏松结缔组织等。咽后间隙的感染,可向下蔓延至后纵隔。

4. 椎前间隙

椎前间隙(prevertebral space)位于颈筋膜椎前层与颈椎之间,颈椎结核脓肿多积于此间隙,并向两侧延至颈外侧区,甚至经腋鞘扩散至腋腔;破溃后,还经咽后间隙向下至后纵隔(图 8-8)。

5. 锁骨上间隙

锁骨上间隙(supraclavicular space)是颈筋膜浅层在锁骨上方分为两层所形成的筋膜间隙,经胸锁乳突肌后方与胸骨上间隙相通,内有颈前静脉、颈外静脉末端及蜂窝组织(areolar tissue)等。

6. 下颌下间隙

下颌下间隙(submandibular space)在下颌下三角内,其顶为覆盖下颌舌骨肌下面的筋膜,底为颈筋膜浅层,其前、后界分别为二腹肌的前、后腹。间隙内主要有下颌下腺及其周围的神经、血管和淋巴结等。此间隙经下颌舌骨肌后缘与舌下间隙相通,并向后通向咽旁间隙。因此,感染或脓肿可互相蔓延,甚至形成严重的蜂窝组织炎(Ludwig 咽峡炎)。

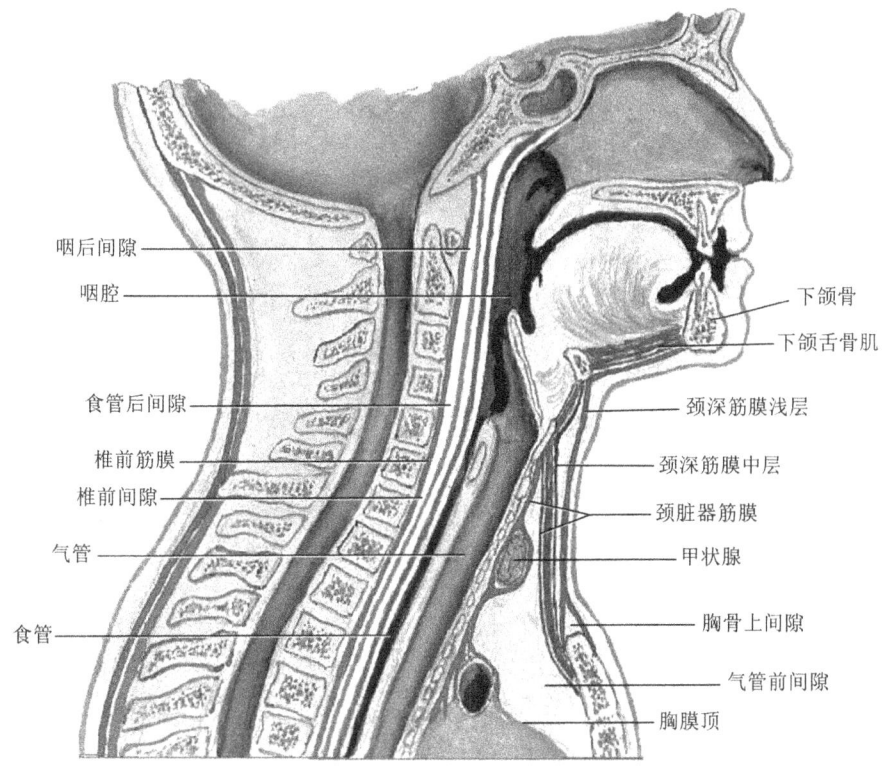

图 8-8 颈筋膜和筋膜间隙(正中矢状断面)

(三)颈深淋巴结

1. 颈前深淋巴结

颈前深淋巴结(deep anterior cervical lymph nodes)分布于甲状腺、喉和气管颈部的前方和两侧,分为四组:甲状腺淋巴结(thyroid lymph nodes)、喉前淋巴结(prelaryngeal lymph nodes)、气管前淋巴结(pretracheal lymph nodes)和气管旁淋巴结(paratracheal lymph nodes),收纳甲状腺、喉、气管颈部、食管颈部等部位的淋巴,其输出管注入颈外侧上深淋巴结和颈外侧下深淋巴结(图8-9)。

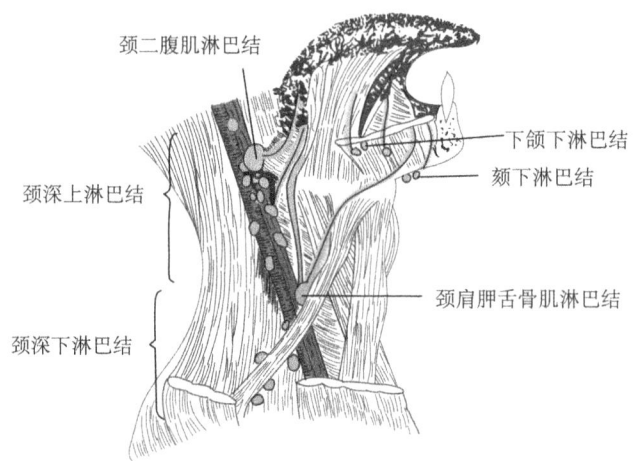

图 8-9 颈部淋巴结(切开胸锁乳突肌)

扫码查看彩图

2. 颈外侧深淋巴结

颈外侧深淋巴结(deep lateral cervical lymph nodes)10－15个,主要沿颈内静脉排列,上自颅底,下至颈根部,常以肩胛舌骨肌与颈内静脉交叉点为界,分为颈外侧上深淋巴结(superior deep lateral cervical lymph nodes)和颈外侧下深淋巴结(inferior deep lateral cervical lymph nodes)(图8-9)。

(1)颈外侧上深淋巴结(superior deep lateral cervical lymph nodes):位于胸锁乳突肌深面,排列在颈内静脉上段周围,收纳颈外侧浅淋巴结、腮腺浅、深淋巴结、下颌下淋巴结及颏下淋巴结(submental lymph nodes)的输出管,还收纳喉、气管、舌、腭扁桃体(palatine tonsil)及食管的淋巴,最终注入颈外侧下深淋巴结或直接注入颈干(jugular trunk)。其中位于二腹肌后腹下方、面静脉汇入颈内静脉交角处的淋巴结称为颈内静脉二腹肌淋巴结(jugulodigastric lymph nodes),临床上又称角淋巴结(angular lymph nodes),收纳鼻咽、腭扁桃体及舌根的淋巴。鼻咽癌及舌根部癌常首先转移至该淋巴结。位于枕三角内,沿副神经排列的淋巴结称为颈内静脉外侧淋巴结(lateral jugular lymph nodes),又称为副神经淋巴结,收纳枕部及耳后的淋巴,其输出管注入颈外侧下深淋巴结。

(2)颈外侧下深淋巴结(inferior deep lateral cervical lymph nodes):位于肩胛舌骨肌中间腱下方,排列在颈内静脉下段、臂丛及锁骨下动脉、静脉周围,除收纳颈外侧上深淋巴结引流的淋巴以外,还直接收纳颈上部各淋巴结群引流的淋巴以及耳、鼻、咽、喉、口腔器官和甲状腺等处的淋巴;其输出管合成颈干,左侧注入胸导管(thoracic duct),右侧注入右淋巴导管(right lymphatic duct)。其中位于颈内静脉与肩胛舌骨肌中间腱交角处的淋巴结,称为颈内静脉肩胛舌骨肌淋巴结(juguloomohyoid lymph nodes),收纳舌尖的淋巴;舌尖的癌首先转移至该淋巴结。另有沿颈横动脉、颈横静脉排列的淋巴结,位置恰好在锁骨上大窝内,称为锁骨上淋巴结。位于左颈根部斜角肌处的淋巴结称为左侧斜角肌淋巴结,又称 Virchow 淋巴结;当食管下部癌或胃癌转移时,常可累及该淋巴结,临床体检时,可在胸锁乳突肌后缘和锁骨上缘的交角处触摸到肿大的淋巴结。

(郑州西亚斯学院　李明善)

第三节　颈　前　区

颈前区以舌骨为界分为舌骨上区和舌骨下区。舌骨上区包括两侧的下颌下三角和单一的颏下三角,舌骨下区包括颈动脉三角和肌三角。

一、下颌下三角

(一) 境界

下颌下三角(submandibular triangle)由二腹肌前、后腹和下颌底围成,亦称二腹肌三角(digastric triangle)。此三角浅面有皮肤、浅筋膜、颈阔肌和颈筋膜浅层,深面由浅入深依次为下颌舌骨肌、舌骨舌肌及咽中缩肌(middle constrictor of pharynx)。

(二) 层次

由浅入深为:

1. 皮肤

2. 颈浅筋膜

全身浅筋膜的一部分,包被颈阔肌。在颈阔肌深面的浅筋膜内有面神经的下颌缘支肌颈支通过。下颌缘支约有 20% 出现于下颌下区,其位置关系是:在咬肌前下角以后距下颌下缘约 1cm,但在咬肌前下角以前则多平下颌下缘并越过面静脉及面动脉的浅面(少数越过其深面)。因而下颌下区的手术切口常采用低于下颌角及下颌下缘 1.5－2.0cm 处进行,其目的是避免损伤下颌缘支。在下颌下腺手术处理上述血管时,亦应避免损伤该神经。

3. 颈深筋膜浅层

在下颌下区下方附于舌骨,向上分为浅、深两层,形成下颌下腺鞘。浅层附着于下颌骨下缘,深层附着于内斜线,其间有下颌下腺、下颌下淋巴结和面动脉、面静脉等。

(三)内容及毗邻

主要有下颌下腺、血管、神经和淋巴结等(图8-10)。

1. 下颌下腺

下颌下腺为下颌下三角的主要结构,被包裹在由颈筋膜浅层所形成的筋膜鞘内,鞘与腺之间连有蜂窝组织,易于分离。该鞘与下颌下三角的底面之间形成下颌下间隙。下颌下腺呈U形,分为浅、深两部。浅部较大,位于下颌舌骨肌浅面,上部与下颌骨体内面的下颌下腺窝及翼内肌下部邻接,下部越过下颌骨下缘,居于下颌下腺鞘浅层的深面,深面与下颌舌骨肌、舌骨舌肌等相邻。下颌下腺浅部绕下颌舌骨肌后缘伸向前内,续于腺体的深部。下颌下腺管由腺体深部的前端发出,向前经下颌舌骨肌与舌骨舌肌之间进入舌下间隙,开口于口腔底黏膜的舌下阜。

2. 下颌下淋巴结

下颌下淋巴结3-6个,主要位于下颌下腺鞘内,下颌下腺与下颌骨下缘之间。其中有一个淋巴结位于腺体前极,另两个分居面动脉的前后。此外,也有淋巴结位于腺体内或鞘的浅面。由于下颌下淋巴结与下颌下腺关系密切,在口腔颌面部恶性肿瘤转移时,常将下颌下淋巴结连同下颌下腺一并摘除。

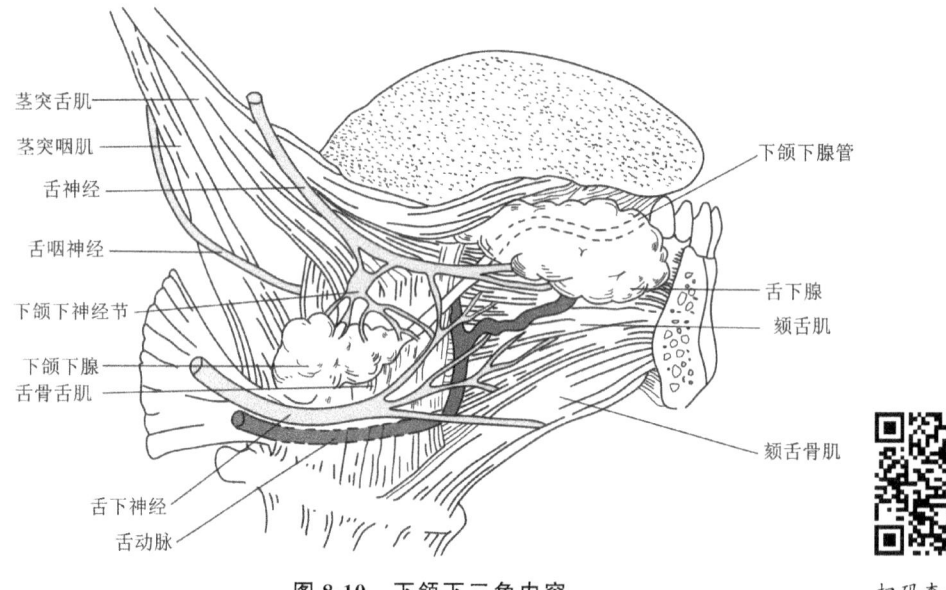

图8-10 下颌下三角内容

3. 面动脉与面静脉

面动脉平舌骨大角处起自颈外动脉,经茎突舌骨肌和二腹肌后腹深面进入下颌下三角,穿入下颌下腺鞘,经下颌下腺深面和上面走行,出腺鞘后,至咬肌止点前缘处绕过下颌底到达面部。在下颌下腺手术分离后界显露面动脉近心端时,应注意避免损伤该动脉,以免引起大出血。面动脉发出分支滋养下颌下腺。面静脉面动脉的稍后方与之伴行,越过下颌骨下缘进入下颌下三角,向后行于下颌下腺浅面,经二腹肌后腹的浅面进入颈动脉三角,汇入颈内静脉。

4. 舌神经、下颌下腺管及舌下神经

三者均位于下颌下腺深面,在舌骨舌肌浅面,自后向前经下颌舌骨肌深面进入舌下区。在舌骨舌肌浅面,自上而下的排列关系是舌神经、下颌下腺管及舌下神经。舌下神经位于二腹肌中间腱的上方,手术分离下颌下腺下缘时,应避免损伤其深面的舌下神经。舌神经与下颌下腺管关系密切,下颌下腺手术切断下颌下腺管时,应仔细鉴别,勿将舌神经当成下颌下腺管予以切断。二者的鉴别方法是:

(1) 从联系上看:舌神经下方连于下颌下神经节,通过该神经节,再将节后纤维(节前纤维来自加入舌神经的鼓索)与下颌下腺相连;而下颌下腺管直接发自下颌下腺深部。

(2) 从位置关系上看:在舌骨舌肌表面,舌神经位于下颌下腺管上方,若将下颌舌骨肌的后缘向前拉开,则可见舌下区的舌神经,自外上钩绕下颌下腺管,经其下方转至其内侧和上方。

(3) 从形态上看:舌神经较下颌下腺管粗而略扁,且坚韧。

二、颏下三角

(一) 构成

颏下三角由左、右两侧二腹肌前腹和舌骨体围成。其浅面有皮肤、浅筋膜及颈筋膜浅层,深面为两侧下颌舌骨肌及其筋膜,称为口膈(oral diaphragm),口膈的深部为舌下间隙。

(二) 内容

内有1～3个颏下淋巴结,收纳颏部、下唇中部、口底和舌尖等处的淋巴,输出管注入下颌下淋巴结和颈内静脉二腹肌淋巴结。因此,舌尖癌或唇癌可直接转移至此区淋巴结。

三、颈动脉三角

(一) 境界

颈动脉三角由胸锁乳突肌上份前缘、肩胛舌骨肌上腹和二腹肌后腹围成。其浅面为皮肤、浅筋膜、颈阔肌及颈筋膜浅层,深面为颈筋膜椎前层,内侧为咽侧壁及其筋膜。

(二) 层次

1. 皮肤

2. 颈浅筋膜

全身浅筋膜的一部分,在颈阔肌深面,有颈横神经及颈浅襻,该三角的后上部还有耳大神经及颈外静脉经过。

3. 颈深筋膜浅层

(三) 内容及毗邻

颈动脉三角内有颈总动脉及其分支、颈内静脉及其属支、舌下神经及其降支、喉上神经、二腹肌后腹等(图8-11)。

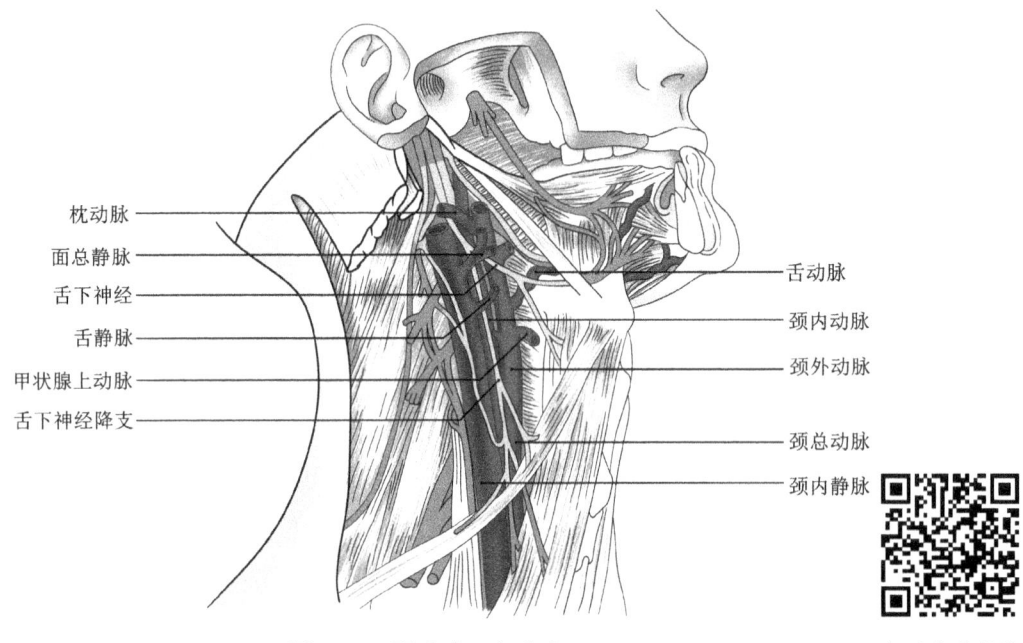

图8-11 颈动脉三角内容　　　　　　　　扫码查看彩图

1. 颈总动脉

颈总动脉在颈动脉三角的下部,从胸锁乳突肌的前缘露出,位居颈内静脉的内侧,沿气管及喉的外侧上行,约平甲状软骨上缘处分为颈内动脉和颈外动脉。

2. 颈外动脉和颈内动脉

二者在平甲状软骨上缘起自颈总动脉,均上行进入二腹肌后腹的深面。

(1) 颈内动脉与颈外动脉的鉴别。

① 位置:颈内动脉初在颈外动脉的后外侧,继而转至其后内侧。

② 有无分支:颈内动脉在颈部无分支,颈外动脉在颈部发出一系列分支。在颈动脉三角内,颈外动脉发出有甲状腺上动脉、舌动脉、面动脉、枕动脉及咽升动脉5个分支。

③ 暂时阻断颈外动脉,同时触摸颞浅动脉或面动脉,如无搏动,即可证实被阻断的动脉为颈外动脉。临床上施行颈外动脉结扎的主要危险之一,就是将颈内动脉误认为是颈内动脉而加以结扎。误扎颈内动脉后可能引起同侧脑部血液循环障碍,导致偏瘫,甚至死亡,其死亡率可高达49%。

(2) 颈外动脉毗邻。在颈动脉三角内,颈外动脉的浅面自上而下依次有舌下神经、面总静脉和舌静脉越过;内侧为咽侧壁及喉上神经的内、外侧支;后有舌下神经降支。临床上结扎颈外动脉常在甲状腺上动脉和舌动脉之间进行,结扎时,务必分离清楚,以免误伤这些神经。由于两侧颈外动脉有丰富的吻合,所以,结扎一侧颈外动脉后,其营养的部位不受影响。

(3) 颈内动脉毗邻。在颈动脉三角内,颈内动脉浅面有枕动脉、舌下神经、面总静脉及舌静脉,后外侧邻近迷走神经,外侧有颈内静脉,内侧为咽侧壁及喉上神经内、外侧支。

3. 颈内静脉

颈内静脉位于颈内动脉和颈总动脉外侧,大部分被胸锁乳突肌所遮盖,在颈动脉三角内,仅在甲状软骨上缘平面以上,从胸锁乳突肌前缘露出,接受的属支有面总静脉、舌静脉等。

4. 面总静脉

面总静脉是面静脉在下颌角处接受下颌后静脉前支后的延续,越过舌下神经及颈内、外动脉的浅面,约平舌骨高度注入颈内静脉。颈外动脉结扎时,如面总静脉有碍显露颈外动脉,一般将其牵开或结扎切断。

5. 舌下神经

舌下神经在颈动脉三角的上角处,经二腹肌后腹中份下缘穿出进入三角,呈弓形向前下跨过颈内、外动脉的浅面,于舌骨大角上方再经二腹肌后腹前端深面进入下颌下三角。从该神经弓形部向下发出颈袢上根(superior root),该根沿颈总动脉浅面下降,在环状软骨水平(或在肩胛舌骨肌中间腱上缘处)与来自颈丛第2、3颈神经的颈袢下根(inferior root)吻合成颈袢(ansa cervicalis)。

6. 喉上神经

喉上神经(superior laryngeal nerve)从迷走神经上端的下神经节(inferior ganglion)发出,经颈内、外动脉的深面行向前下方,分为外支(external branch)和内支(internal branch),外支伴随甲状腺上动脉分布至环甲肌(cricothyroid),内支伴随喉上动脉(superior laryngeal artery)分布于喉黏膜。在喉上神经发出点的稍下方,迷走神经还发出颈上心支(superior cervical cardiac branches),沿颈总动脉浅面下降,入胸腔参与组成心丛(cardiac plexus)。

7. 二腹肌后腹

二腹肌后腹(posterior belly of digastric)是颈动脉三角与下颌下三角的分界,也是颌面部与颈部手术的重要标志。其浅面有耳大神经、下颌后静脉及面神经颈支;深面和下缘有一排重要血管神经行经颈动脉三角,自后向前依次为副神经、颈内静脉、舌下神经、颈内动脉、颈外动脉及面动脉;其上缘有耳后动脉、面神经和舌咽神经等结构。在二腹肌后腹及其附近进行手术时,慎勿伤及上述重要血管神经。

四、气管颈部

气管颈部位于肌三角内,上自环状软骨下缘,下平胸骨颈静脉切迹处移行为气管胸部。气管颈部长约 6.5cm,由 6—8 个气管软骨组成。气管颈段正常位于舌骨下区下部的正中,气管周围有疏松结缔组织包绕,故活动性较大。由于颈部或纵隔内器官病变的牵引或推挤,气管可偏向一侧。

(一) 毗邻关系

气管颈部前方由浅入深依次为皮肤、浅筋膜、颈筋膜浅层、颈深筋膜中层及其包被的胸骨舌骨肌和胸骨甲状肌。在正中线的皮肤和颈浅筋膜的深面,有由颈深筋膜浅、中层结合形成的颈白线。在颈深筋膜中层于气管颈段之间,有由颈脏器筋膜壁、脏两层之间形成的气管前间隙,其中主要有甲状腺奇静脉丛、甲状腺下静脉,有时还有甲状腺最下动脉。作低位气管切开时,应注意此关系。在小儿,胸腺、头臂干、左头臂静脉甚至主动脉弓均可在颈静脉切迹的稍上方越过气管,故施行小儿气管切开术时,更应注意上述解剖关系。在气管颈段第 2—4 气管软骨的前方有甲状腺峡横过,此处因有左右甲状腺上下动脉的分支吻合,故切断后易引起出血。

气管颈段两侧为甲状腺侧叶,下部与颈总动脉相邻。越接近胸骨上缘,颈总动脉与气管的距离越近,因此,在作气管切开时,应在正中位施行手术。

气管后方毗邻食管颈部,切开气管时,深度应适当。此外,在气管与食管之间的沟内还有喉返神经经过。

(二) 气管颈段的移动性

由于周围有蜂窝组织包裹,气管颈段有一定的移动性。气管颈段的正常位置在近环状软骨处最浅,距皮肤 1—2cm;距胸骨颈静脉切迹近处可深达 3—4cm,但其深、浅、长、短与头的俯仰关系密切,当头仰时,其位置浅而长;低头时气管颈段位置变深而较短。仰头或低头时,气管可上、下移动 1.5cm。故气管切开时,应采取仰卧位,使头后仰,有利于显露气管。当头转向一侧时,气管也转向同侧,但其后方的食管却转向对侧。行常规气管切开时,应使头保持正中位,以利于手术进行。

根据气管颈段的解剖特点,临床行气管切开术时应注意:① 采取头正中后仰位,以免伤及颈总动脉并使气管位置变浅;② 多在第 3—5 气管软骨环的范围内施行,不宜过深,以免伤及气管后壁,甚至伤及食管;③ 勿切环状软骨,以免破坏环状软骨的完整性,造成手术后发生喉狭窄;④ 亦不应低于第 5 气管软骨环,以免损伤头臂干等。

(郑州西亚斯学院　李明善)

第四节　胸锁乳突肌区

一、境界

胸锁乳突肌区相当于胸锁乳突肌及其浅面和被其覆盖的部位。上界为乳突,下界为胸骨及锁骨胸骨端的上缘,前内界和后外界分别为胸锁乳突肌的前、后缘。

胸锁乳突肌的胸骨头起自胸骨柄前面,锁骨头起自锁骨内侧 1/3 上缘,两头间的三角形间隙适在胸锁关节上方,在体表即锁骨上小窝。

二、层次及内容

由浅入深依次为:

(一) 皮肤

(二) 颈浅筋膜

包被颈阔肌之一部,在颈阔肌的深面的颈浅筋膜内有颈丛皮支、颈外静脉和颈浅淋巴结(图 8-12)。

1. 颈丛皮神经

颈丛皮神经来自颈丛,于胸锁乳突肌后缘中点附近,穿颈深筋膜浅层浅出,呈放射状走行于颈浅筋膜内,浅出部位称为神经点。分支包括枕小神经、耳大神经、颈横神经和锁骨上神经。颈丛皮神经除分布于颈部皮肤外,向上可达枕部、耳郭及腮腺区的皮肤,向下分布于肩部及胸上部皮肤。上述所有皮神经几乎先集中于神经点而后分散。因此,在颈部手术或腮腺手术时,可在神经点阻滞麻醉。当面神经主干缺损时,可利用一段耳大神经进行修复。

2. 颈外静脉及经浅淋巴结

颈外静脉由耳后静脉及下颌后静脉后支在腮腺下端之下方汇合而成,伴随其后方的耳大神经下行,经胸锁乳突肌表面而至后缘进入颈后三角。沿颈外静脉和胸锁乳突肌的浅面及后缘有少数颈浅淋巴结,其附近有颈丛皮神经穿行,在此行淋巴结手术时应避免伤及。

(三) 胸锁乳突肌及其鞘

颈深筋膜在胸锁乳突肌区形成鞘管包被胸锁乳突肌。当一侧胸锁乳突肌挛缩时,则出现斜颈畸形。

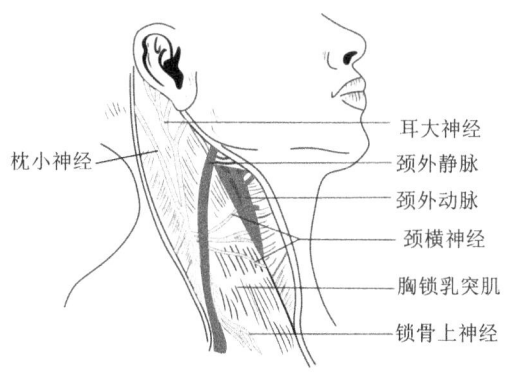

图 8-12 胸锁乳突肌区浅层

(四)胸锁乳突肌鞘深面结构及毗邻

1. 颈鞘及颈深淋巴结

颈鞘位于胸锁乳突肌鞘深面,鞘内有颈内静脉、颈内动脉或颈总动脉及迷走神经。在鞘内颈内静脉位于前外侧,颈内动脉或颈总动脉位于内侧,迷走神经位于动、静脉之间的后方。颈鞘外排列有颈深淋巴结的主链。

2. 颈内静脉

颈内静脉位于颈鞘内,几乎全部为胸锁乳突肌之前缘覆盖,唯在颈动脉三角的上部,胸锁乳突肌前缘露出少许。在颈内静脉上端与颈内动脉之间,有第Ⅸ—Ⅺ对脑神经。其中,舌咽神经向前经颈内动脉浅面与二腹肌后腹和颈外动脉深面,迷走神经在颈内动、静脉之间的后方垂直下行,副神经经过颈内静脉的浅面或深面行向后外。颈淋巴结清扫术处理颈内静脉上端时,应注意此关系。在颈内静脉与前斜角肌之间,主要有膈神经及横过膈神经浅面的颈横动脉及肩胛上动脉,左侧有胸导管的末段,右静脉角还有右淋巴导管注入。颈内静脉下端后邻锁骨下动脉第一段及胸膜顶,由于上述解剖关系,在颈淋巴结清扫术中处理颈内静脉下端时,应避免过分向下分离,以免误伤胸膜顶引起气胸,或使空气进入纵隔造成纵隔气肿,也应避免损伤胸导管和右淋巴导管。

颈内静脉与颈鞘结合紧密,使管腔经常保持扩张状态,利于血液回流。颈鞘周围有颈深淋巴结围绕。在颈部肿瘤或淋巴结核病变时,颈内静脉常与颈鞘及周围受累的淋巴结粘连紧密,手术时极易撕破并可能发生空气栓塞,因此,可做预防性的颈内静脉结扎。结扎一侧颈内静脉,不影响脑的血液循环。

由于右侧颈内静脉较左侧粗大,且行程与右头臂静脉及上腔静脉几乎成直线,因而临床可经右侧颈内静脉进行穿刺或插管,作为中心静脉压测定或向体内长期输入营养物质等的途径(图8-13)。

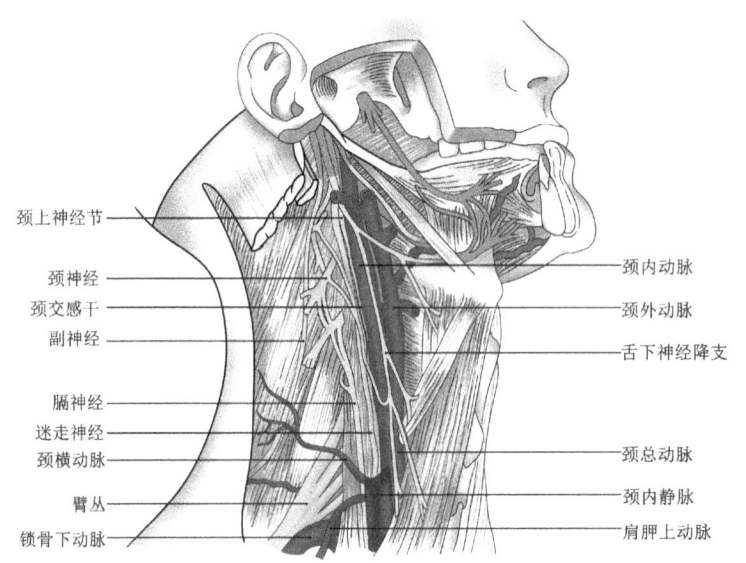

图8-13 胸锁乳突肌区深层

3. 颈总动脉

颈总动脉位于颈鞘内。左右颈总动脉起点不同,都经过胸锁关节后方进入胸锁乳突肌前缘的深面与喉、气管之间上行,颈总动脉上段位置较浅,位于颈动脉三角。下段较深,胸锁乳突肌区,浅面有胸锁乳突肌、胸骨舌骨肌、胸骨甲状肌、肩胛舌骨肌上腹覆盖。颈总动脉外侧有颈内静脉,后方有迷走神经。

4. 迷走神经

迷走神经位于颈鞘内,居于颈内静脉和颈内动脉或颈总动脉之间的后方。

5. 副神经

经二腹肌后腹后份深面浅出后,在乳突尖下方约 3.5cm 处进入胸锁乳突肌上份前缘的深面,在胸锁乳突肌覆盖下,自该肌后缘中点稍上方进入颈后三角。

6. 胸导管颈段

胸导管先沿食管左缘上行,约平第 7 颈椎高度(距锁骨上 3—4cm 处),则弯曲向外上,形成胸导管弓,于颈鞘之后及胸膜顶之上、前斜角肌内侧缘注入左侧静脉角。胸导管在左侧静脉角附近还接纳左颈干、左支气管纵隔干和左锁骨下干。胸导管颈段的毗邻较复杂,在左侧颈根部施行手术时,应避免损伤,否者可造成乳糜漏。由于胸导管各段之间及其与右淋巴导管之间存在广泛的淋巴侧副通道,因此,胸导管任何部位的损伤只要予以结扎,不至影响淋巴回流(图 8-14)。

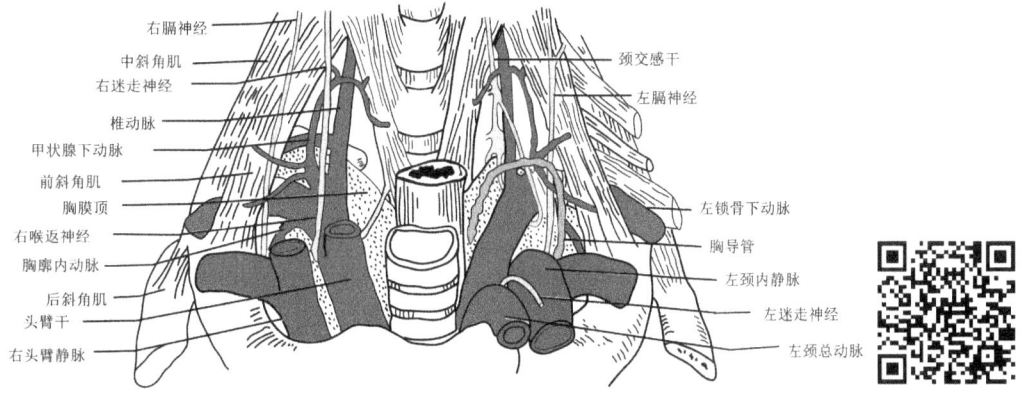

图 8-14 颈根部

7. 膈神经颈段

膈神经颈段位于椎前筋膜的深面,沿前斜角肌的表面自上外向下内,经锁骨下动、静脉之间进入胸腔。因颈淋巴结清扫是在椎前筋膜浅面进行,故一般不至伤及,但在切断由深面穿出的颈丛分支时,应避免伤及近旁的膈神经(图 8-14)。

8. 锁骨下动脉第一段

锁骨下动脉第一段左侧起自主动脉弓,右侧为头臂干的分支。两侧均呈弓形绕过胸膜顶的前上方向外走行,经过斜角肌间隙至第 1 肋外缘处,移行为腋动脉。前斜角肌将其分为三段:第一段居前斜角肌内侧,第二段在前斜角肌后方,第三段位于前斜角肌外侧,第一肋上面。左、右锁骨下动脉的第一段的后方为胸膜顶,前面除被胸锁乳突肌覆盖外,右侧锁骨下动脉前面尚有右颈内静脉及又迷走神经和右膈神经等,左侧者还有左颈内静脉、左头臂静脉、胸导管、左迷走神经和左膈神经(图8-14)。

9. 胸膜顶

胸膜顶是覆盖肺尖部的壁胸膜。胸膜顶突入颈根部,超出锁骨内侧1/3段上方2—3cm,相当于第7颈椎高度。胸膜顶前方有锁骨下动脉及其分支、前斜角肌、膈神经、迷走神经和锁骨下静脉,左颈还有胸导管颈部跨越;后方有颈交感干和第1胸神经前支;外侧邻中斜角肌及臂丛;内侧的毗邻左侧和右侧不同,左侧与左锁骨下动脉及左头臂静脉相邻,右侧与头臂干、右头臂静脉和气管相邻。在颈根部穿刺或手术时要注意此关系,勿伤及胸膜顶和肺尖,以免造成气胸(图8-14)。

10. 前斜角肌

前斜角肌位于胸锁乳突肌的深面,为颈根部的重要标志:

(1) 在胸锁乳突肌与前斜角肌之间由颈内静脉及膈神经等,在前斜角肌下半部的浅面自上而下有颈横动脉、肩胛上动脉及锁骨下静脉横行跨越。

(2) 在前斜角肌的内侧有锁骨下动脉的第1段,左侧尚有胸导管。

(3) 在前斜角肌的后方有臂丛及锁骨下动脉的第2段。

(4) 在前斜角肌的外侧有臂丛及锁骨下动脉的第3段。

(5) 在前斜角肌的后内侧有胸膜顶。

11. 颈交感干

颈交感干位于颈鞘后方,椎前筋膜的深面,垂直纵列于颈椎横突的前方,颈部手术只要不切开椎前筋膜,就不致伤及颈交感干。

颈交感干的损伤(如肿瘤压迫)可出现 Horner 综合征。反之,颈交感干兴奋时,会出现该侧面部苍白、多汗和瞳孔散大等体征。

(郑州西亚斯学院　李明善)

第五节　颈后三角

颈后三角又称颈外侧三角,被肩胛舌骨肌下腹分为枕三角和锁骨上大窝。

一、境界

前界为胸锁乳突肌后缘,后界为斜方肌前缘,下界为锁骨上缘的中1/3。该三角的顶为颈深筋膜浅层,底由上而下依次是头夹肌、肩胛提肌、后斜角肌及中斜角肌所构成。

二、层次及内容

由浅入深依次为:

1. 皮肤

较薄而能移动。

2. 颈浅筋膜

在颈后三角的前下部包被颈阔肌之一部。在颈阔肌深面,有颈外静脉末段,经胸锁乳突肌与锁骨之间夹角,穿过与其结合紧密的颈深筋膜,注入锁骨下静脉。枕小神经沿胸锁乳突肌后缘上行,分布于枕部皮肤。锁骨上神经中、外支向下分布于颈下部、胸上部及肩部皮肤。

3. 颈深筋膜浅层

4. 颈深筋膜中层

仅存在于颈外侧三角的前下部,该层筋膜终止于肩胛舌骨肌的外缘。

5. 副神经

副神经(accessory nerve)在胸锁乳突肌后缘上、中 1/3 交点处穿出,进入枕三角,经颈深筋膜浅层的深面斜向外下,穿过颈后三角的上部的蜂窝组织,于斜方肌前缘中、下 1/3 交界处进入该肌深面,因而手术时可在胸锁乳突肌后缘或斜方肌前缘寻找副神经。在副神经下方约一指处,有与副神经并行的第 3－4 颈神经前支进入斜方肌深面,应与副神经加以识别。

6. 副神经淋巴结

副神经淋巴结(lymph nodes of accessory nerve)属于颈外侧上深淋巴结群,又称颈内静脉外侧淋巴结。主要沿副神经排列,2－13 个,多数位于副神经的上外方,少数在其下内方。副神经淋巴结在枕三角内位置表浅,在颈部淋巴结清除术时勿伤及该神经,以免引起斜方肌瘫痪,出现肩部和上肢的运动受限。

7. 颈横动脉

颈横动脉(transverse cervical artery)及锁骨上淋巴结(superior clavicular lymph nodes)颈横动脉直接或间接起自锁骨下动脉,经胸锁乳突肌下部的后缘进入颈后三角,横行向外进入斜方肌深面。沿颈横动脉排列有锁骨上淋巴结,颈淋巴结清扫术时,常将颈横动脉及其下前方的肩胛上动脉结扎切断。

8. 椎前筋膜

覆盖颈后三角的底,并包被臂丛和锁骨下血管,延伸至腋窝成为腋鞘。

9. 臂丛

臂丛(brachial plexus)及锁骨下动、静脉(subclavianartery,vein)臂丛与胸锁乳突肌下部的后缘进入颈后三角,经锁骨中点的后方进入腋窝,臂丛的前、内下方为锁骨下动静脉。臂丛和锁骨下血管由椎前筋膜包被,就淋巴结清扫术时,椎前筋膜常作为手术的底界而不予切开,故不致伤及上述血管神经(图 8-15)。

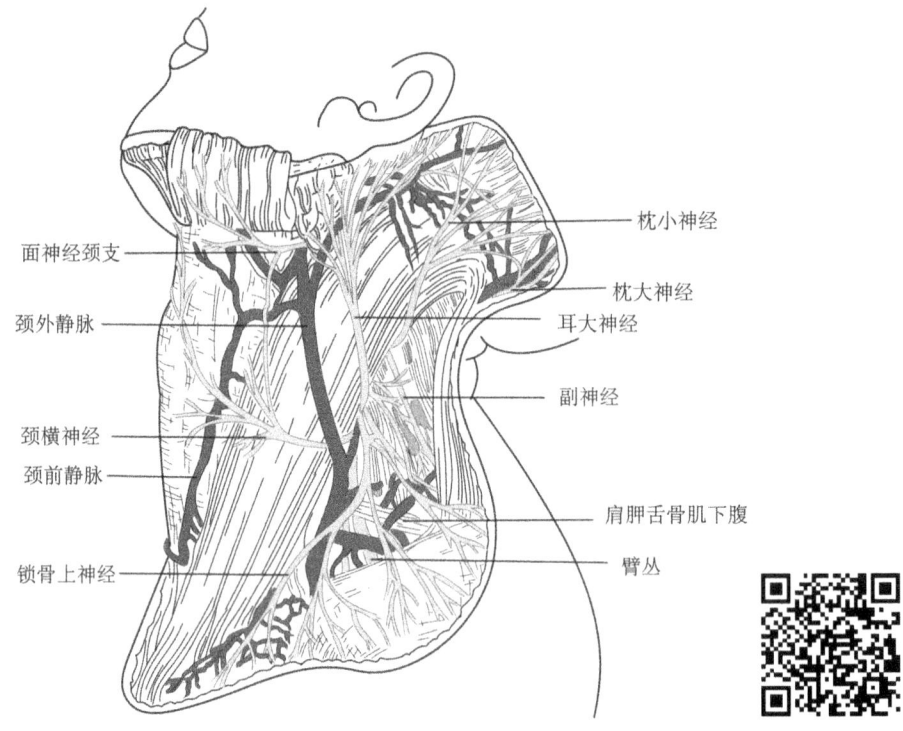

图 8-15 颈后三角和颈根部

附:颈部蜂窝组织间隙连通示意图

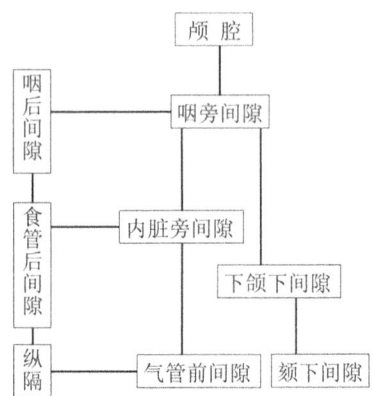

图 8-16 颈部蜂窝组织间隙通连

附:头颈部蜂窝组织间隙连通示意图

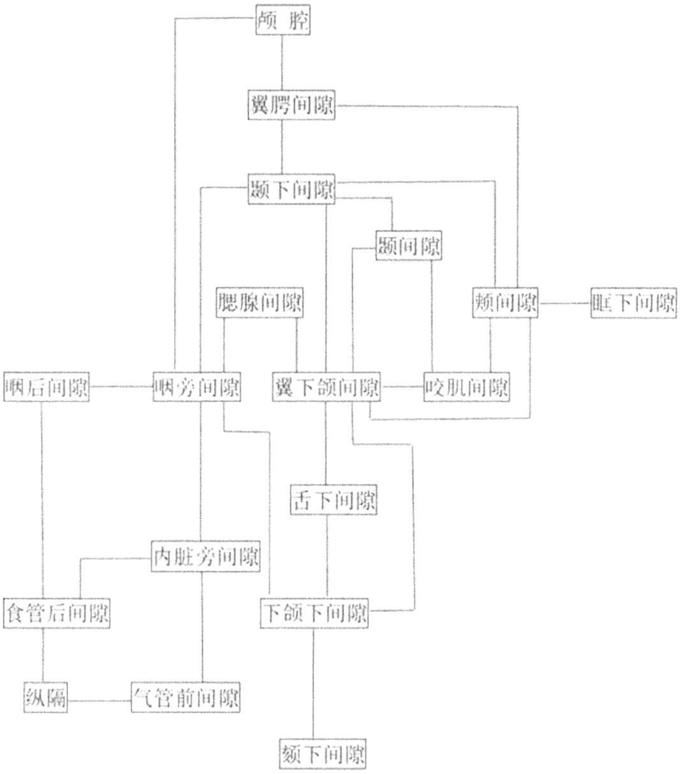

图 8-17 头颈部蜂窝组织间隙通连

(郑州西亚斯学院 李明善)

第六节 颈部解剖操作

一、解剖颈前区和胸锁乳突肌区

(一) 切口

1. 尸位

尸体取仰卧位,使头部尽量后仰。

2. 摸认体表标志

下颌骨下缘、下颌角、乳突、舌骨、甲状软骨和喉结(男尸)、颈静脉切迹、锁骨和肩峰。

3. 切口

(1) 从颏下中点向下作正中切口,至颈静脉切迹。

(2) 自正中切口的上端向左、右沿下颌骨下缘切至乳突。

(3) 从颈部正中切口的下端向左、右沿锁骨切至肩峰。

4. 皮片

从正中切口的上端或下端提起皮片,逐渐向外翻起,显露颈阔肌。

(二) 层次解剖

1. 解剖颈浅层结构

(1) 解剖颈阔肌,观察颈阔肌的起止点和肌纤维走向后,横断该肌中部,并将断端向上、下翻起。此肌深面有颈丛皮支、马上就到颈支和下颌缘支、颈部的浅静脉和浅淋巴结,注意勿损伤这些结构。

(2) 解剖颈前静脉,在颈部正中线两侧浅静脉内寻找颈前静脉,向下追踪至其穿入深筋膜处。沿途可见颈前淋巴结,观察后清除之。

(3) 解剖颈外静脉及颈丛皮支,在下颌角的后下方,从胸锁乳突肌表面分离出颈外静脉,此静脉下端在锁骨上方穿入深筋膜。沿该静脉向下可见颈外侧浅淋巴结,观察后清除。从胸锁乳突肌后缘中点处找出并修洁从胸锁乳突肌表面上行的耳大神经;从该肌后缘深面行向后上的枕小神经;从胸锁乳突肌中份表面前行的颈横神经;向下跨越锁骨内侧端、中份和外侧的锁骨上神经的3个分支。

2. 解剖舌骨上区

(1) 解剖颏下三角,清除颏下深筋膜浅层及颏下淋巴结,辨认颏下三角。该三角位于颏下,由左、右两侧二腹肌的前腹和舌骨体围成,三角的深面为下颌舌骨肌。

(2) 解剖下颌下三角,下颌下三角由二腹肌前、后腹和下颌骨下缘围成,修洁二腹肌肌腹,确认下颌下三角的境界,切开深筋膜浅层形成的下颌下腺鞘,清除邻近的下颌下淋巴结,观察下颌下腺。

① 解剖面动脉,在下颌下腺和下颌骨之间找出面动脉,追踪至面部,在下颌下腺表面找出面静脉。

② 解剖下颌舌骨肌及神经,将下颌下腺翻向上,修洁二腹肌后腹和茎突舌骨肌,紧贴下颌骨切断二腹肌的前腹,向后翻开。修洁下颌舌骨肌,在该肌表面找出下颌舌骨肌神经。

③ 解剖下颌舌骨肌浅面的结构,紧贴舌骨切断下颌舌骨肌,翻向前方,显露并修洁深面的舌骨舌肌。下颌下腺深部的前缘及舌骨舌肌表面找出下颌下腺管和舌神经。舌神经先位于下颌下腺管后上方,而后向前经导管的外侧,勾绕该管至其内侧,分布于舌。沿二腹肌后腹下缘找出舌下神经,向后上追踪,寻找出颈袢上根。在舌骨大角上方与舌下神经之间,寻认舌动脉及其伴行的静脉。

3. 解剖舌骨下区和胸锁乳突肌区

清除舌骨下区浅筋膜,修洁舌骨下肌群和胸锁乳突肌(保留颈部浅静脉和颈丛皮支)。

(1) 解剖封套筋膜及颈静脉弓,清除浅筋膜,观察封套筋膜,它围绕颈部,并形成胸锁乳突肌鞘、斜方肌鞘和下颌下腺鞘。在胸骨柄上方的胸骨上间隙内寻找连接左、右颈前静脉的颈静脉弓。

（2）解剖胸锁乳突肌，切断该肌的胸骨和锁骨上的起点，翻向上。找出支配此肌的副神经和颈外动脉分支，这些神经血管在该肌的上份的深面进入此肌。副神经继续向后下，进入颈外侧区，可以暂不追查。

（3）解剖气管前筋膜及颈袢，修洁舌骨下肌群，在各肌外侧缘筋膜中，剖出颈袢至各肌的分支。沿分支向上追踪至颈血管鞘。平胸骨柄上缘起切断胸骨舌骨肌，翻向上方。修洁深层的胸骨甲状肌和甲状舌骨肌。切断胸骨甲状肌的下端并翻起，暴露甲状腺、喉和气管。观察气管前筋膜（颈深筋膜中层），它紧贴舌骨下肌群后面，覆于气管前方，并包裹甲状腺形成甲状腺鞘，即甲状腺假被膜。在颈动脉鞘前方中层颈袢的上下两根。观察上根（来自颈1神经的前支）与舌下神经的关系、下根（来自颈2、3神经的前支）与上根的关系。

（4）解剖颈动脉鞘，纵行切开颈动脉鞘，辨认颈总动脉、颈内动脉、颈内静脉和迷走神经，注意观察它们的位置关系。解剖颈内静脉，仔细清理并观察该静脉下部的毗邻关系：前方为锁骨和锁骨下肌；后下方紧贴第1肋，后方为前斜角肌、膈神经、胸膜顶；后上方为锁骨下动脉和臂丛。观察颈内静脉与锁骨下静脉形成的静脉角，尽量寻找颈内静脉的各属支（面静脉、舌静脉、甲状腺上静脉、甲状腺中静脉），若影响对其他结构的观察，可清除之。在颈总动脉、颈内动脉和颈内静脉的后方寻找迷走神经。在喉的两侧找到喉上神经，追溯至迷走神经。

（5）解剖颈外侧深淋巴结，沿颈动脉鞘寻找颈深淋巴结群，该淋巴结群以肩胛舌骨肌中间腱为界，分为上、下两组，即颈深上淋巴结和颈深下淋巴结。

（6）解剖颈动脉三角，清除舌骨下区深筋膜浅层，查看颈动脉三角，该三角由胸锁乳突肌上份的前缘、肩胛舌骨肌上腹和二腹肌后腹构成。

① 观察颈总动脉的分支，颈总动脉分为颈内动脉和颈外动脉，观察二者的位置关系。用手指触摸辨认颈总动脉末端和颈内动脉起始部的颈动脉窦。在颈内、外动脉交叉处的后方，寻认颈动脉小球以及进入小球的神经（颈动脉窦支），向上修洁颈内、外动脉。

② 解剖颈外动脉的分支及邻近的神经，从颈外动脉起始处，向上依次寻找出甲状腺上动脉、舌动脉和面动脉。甲状腺上动脉走向前下，分布于喉和甲状腺；舌动脉在舌骨大角上方向前上，潜入口腔底部；面动脉通过二腹肌后腹和茎突舌骨肌深面入下颌下三角。在二腹肌后腹下方、颈外动脉和颈内动脉的浅面再次确认舌下神经，向前上经二腹肌后腹深面追至下颌下三角。

二、解剖颈外侧区

（一）颈外侧区的境界

将胸锁乳突肌复位，观察由胸锁乳突肌后缘、斜方肌前缘和锁骨中1/3上缘围成的颈外侧区，该区被肩胛舌骨肌下腹分为枕三角和锁骨上三角。

(二) 此区解剖

1. 解剖浅层结构

清除颈外侧区前筋膜，在枕三角内清除封套筋膜注意不要伤及其深面的副神经。

2. 解剖深层结构

(1) 解剖副神经，副神经由胸锁乳突肌后缘上、中 1/3 交界处（一般在颈丛皮支穿出点上方）行向外下，至斜方肌前缘中、下 1/3 交界处进入斜方肌深面。修洁副神经，并找出沿副神经排列的淋巴结。另外，在副神经下方约一指处有第 3、4 颈神经前支的分支与副神经并行，进入斜方肌深面，不必寻找。

(2) 解剖颈丛，将颈内静脉和颈总动脉拉向内侧，清理出颈丛的各神经根，再次确认其分支，即耳大神经、枕小神经、颈横神经、锁骨上神经。颈丛深面为肩胛提肌和中斜角肌，颈丛前方前斜角肌。在前斜角肌表面找出膈神经，可见该神经从前斜角肌上份的外侧缘向内下沿该肌表面进入胸腔。

(3) 解剖臂丛及其分支，先确认颈 5～胸 1 神经的前支，即 5 个根。可见颈 5、颈 6 的前支合并成上干，颈 7 的前支延续为中干，颈 8 和胸 1 的前支的一部分合并成下干。各干向外下斜经锁骨上三角深部和锁骨后方进入腋腔。沿臂丛的上干或上干的后股找出肩胛上神经，沿第 5 颈神经根追寻肩胛背神经。以上两神经因向后分布于肩背部，不予追踪。此外，在臂丛和中斜角肌之间寻找由第 5、6、7 颈神经根的分支形成的胸长神经，此神经在第 1 肋外侧缘跨越前锯肌上缘进入腋腔。

(4) 解剖锁骨下静脉，清理锁骨下动脉前方的锁骨下静脉。该静脉沿前斜角肌前方向内与颈内静脉汇合成头臂静脉，汇合处形成静脉角。锁骨下静脉末端收集颈外静脉。

(5) 解剖锁骨下动脉，在前斜角肌内侧，清理锁骨下动脉第一段及其分支。在该段动脉的上壁，找出内侧的椎动脉和外侧的甲状颈干；在锁骨下动脉的下壁与椎动脉起点相对处找出胸廓内动脉；在锁骨下动脉后壁找出肋颈干。在斜角肌间隙内清理被前斜角肌覆盖的锁骨下动脉第二段，在前斜角肌的外侧，修洁锁骨下动脉第三段，此段可发出颈横动脉或肩胛上动脉。

（郑州西亚斯学院　李明善）

第九章　口腔局部解剖

口腔为消化道的起始部分，它参与消化过程、协助发音和言语动作，并具有感觉和辅助呼吸的作用。因此，口腔具有重要的生理功能。

第一节　概　　述

一、口腔的境界与分部

口腔（oral cavity）前壁为唇，经上、下唇之间的口裂通向外界，后经咽门（又称咽峡，由腭帆、两侧的腭舌弓和舌根共同围成）与口咽部相延续，两侧为颊，上壁为腭，下壁为舌下区。当闭口牙尖交错牙合时，由上、下牙列、牙龈及牙槽黏膜将口腔分为两部，前外侧部为口腔前庭（oral vestibule），后内侧部称为固有口腔（oral cavity proper）。

二、口腔前庭及其表面解剖标志

口腔前庭为位于上、下唇和颊与上、下牙列、牙龈及牙槽黏膜之间的马蹄形狭窄间隙，在下颌姿势位时，口腔前庭与固有口腔经牙合间隙与固有口腔广泛交通；而在牙尖交错位时，口腔前庭主要通过最后磨牙远中面的空隙与固有口腔相通。

在口腔前庭的各壁上，可见具有临床意义的表面解剖标志（图 9-1）

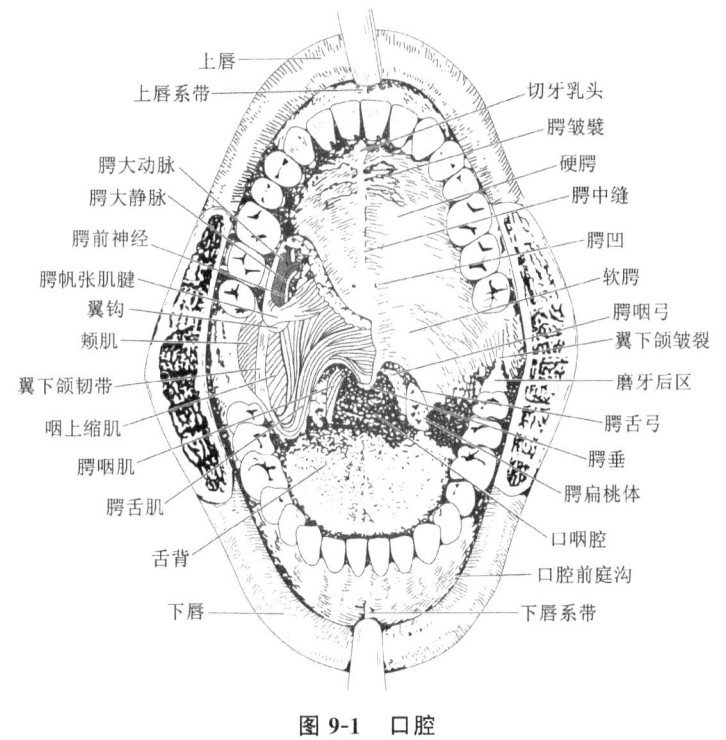

图 9-1　口腔

扫码查看彩图

（一）口腔前庭沟

口腔前庭沟又称唇颊龈沟，也是口腔前庭的上下界。沟呈马蹄形，为唇、颊黏膜与牙龈黏膜移行处的沟槽。此处黏膜下组织疏松，是口腔局部麻醉常用的穿刺及有关手术的切口部位。

（二）上、下唇系带

上、下唇系带（frenum of upper and lower lip）为自口腔前庭沟中线，分别与上、下唇之间连的扇形或线形的黏膜皱襞。上唇系带一般较下唇系带明显。制作义齿时，基托边缘应注意此关系，要做适当的缓冲。儿童的上唇系带较为宽大，并可能与切牙乳头直接相连，随着儿童的年龄的增长，唇系带也应逐渐缩小。如果这种状况持续存在，则上颌中切牙之间的间隙不能自行消失，影响上颌中切牙的排列，需要手术治疗。

（三）颊系带

颊系带（buccal frenum）为位于上、下尖牙或前磨牙区，口腔前庭沟与颊之间的扇形黏膜皱襞，其数目不定，一般上颊系带较为明显，义齿基托边缘也应注意此关系。

（四）腮腺管乳头

腮腺管乳头（papilla of parotid duct）位于平对上颌第二磨牙牙冠的颊黏膜上，腮腺导管开口于此。作腮腺造影或腮腺管内注射治疗时，是寻找腮腺导管的标志。

（五）磨牙后区

包括磨牙后三角和磨牙后垫

1. 磨牙后三角

磨牙后三角（retromolar triangle）位于下颌最后磨牙的后方，该三角的底朝前，为下颌最后磨牙远中面的颈缘，其尖朝向后方。

2. 磨牙后垫

磨牙后垫（retromolar pad）为覆盖在磨牙后三角表面的软组织，第三磨牙牙冠牙周炎时，磨牙后垫常显红肿。

（六）翼下颌皱襞

翼下颌皱襞（pterymandibular fold）为连于上颌结界后内方与磨牙后垫后方之间的黏膜皱襞，其深面为翼下颌韧带（pterymandibular ligament）。该皱襞是下牙槽神经阻滞麻醉的重要标志，也是翼下颌间隙及咽旁间隙口内切口的重要标志。

（七）颊垫尖

大张口时，平对上下颌后牙牙合，面间的颊黏膜上有一三角形隆起，称为颊垫，其深面的脂肪组织称为颊脂垫（buccal fat pad）。其尖向后，邻近翼下颌皱襞前缘，约相当于下颌孔平面，称为颊垫尖，是下牙槽神经阻滞麻醉的重要标志。颊脂垫因系脂肪组织构成,因而颊脂垫尖的位置有时不恒定,该尖可偏上或偏下,或远离翼下颌皱襞,此时麻醉穿刺点应作相应的调整。

(郑州西亚斯学院　李明善)

第二节　唇

一、表面解剖标志

唇(lips)的上界为鼻底,下界为颏唇沟,外侧界为两侧的唇面沟。横行的口裂将唇分为上唇和下唇(图9-2)。上、下唇的解剖标志有人中、人中点、人中嵴、红唇缘、唇珠、唇峰、口角、干性红唇和湿性红唇。这些结构在唇裂手术及外伤修复中,均为重要的解剖标志。

1. 口角

口角是上、下唇的红唇缘交汇点,两侧口角点决定了口裂的大小,其正常位置相当于尖牙与第一前磨牙之间,施行口角开大或缩小时,应注意此关系。

2. 红唇

上、下唇的游离缘,属皮肤和黏膜的移行区,称为红唇(vermilion)。红唇与皮肤的交界处为红唇缘(vermilion border)。上唇的全部红唇缘成M形,称为唇弓,M形唇弓在正中线的最低点称为人中点(人中切迹)。在人中点两侧,M形唇弓的最高点,称为唇峰(唇弓峰)。在上唇正中,红唇呈珠状向前下方突出,称为唇珠(上唇结节)。红唇分为干性红唇和湿性红唇,前者的皮肤角化层稍厚,后者受唾液滋润。

白唇是指上唇红唇缘以上的唇部皮肤,红唇和白唇的颜色变化由皮下毛细血管距皮肤的距离决定。

3. 人中

在上唇皮肤表面正中,由鼻小柱向下至红唇缘的纵行浅沟称为人中(philtrum),人中的上中1/3交点处为人中穴,是一急救穴位。人中两侧各有一条与其并行的皮肤嵴,自鼻孔底内下方伸延到唇峰,称为人中嵴。

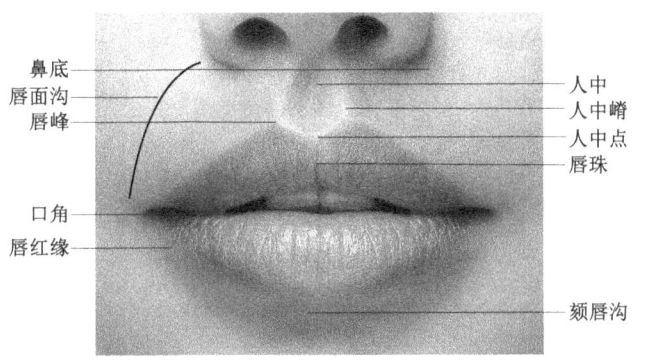

图9-2　上、下唇的表面解剖标志

扫码查看彩图

二、组织层次

唇的组织构造由外向内分为5层(图9-3),依次是皮肤、浅筋膜、肌层、黏膜下层和黏膜。

1. 皮肤

唇部的皮肤分为红唇和白唇,其颜色的不同主要是由上皮固有层毛细血管距上皮角化层的距离以及上皮角化层的厚薄不同而决定。白唇部分的皮肤较厚,与浅筋膜及表情肌结合紧密,并富于毛囊、皮脂腺和汗腺,是疖、痈的好发部位。由于该处位于"危险三角"内,感染可通过面部静脉血液逆行扩散到颅内,引起海绵窦化脓性血栓性静脉炎。

2. 浅筋膜

较疏松,炎症时常呈现明显水肿。

3. 肌层

主要是口轮匝肌,手术或外伤应对其对位缝合,以免愈合后形成较宽的瘢痕或隐裂。

4. 黏膜下层

内含上、下唇动脉及黏液腺。上、下唇动脉在红唇缘处形成冠状动脉环,距黏膜近而隔皮肤远。黏膜下层内的黏液腺可发生黏液囊肿。

5. 黏膜

有黏液腺开口,排出黏液,润滑黏膜。

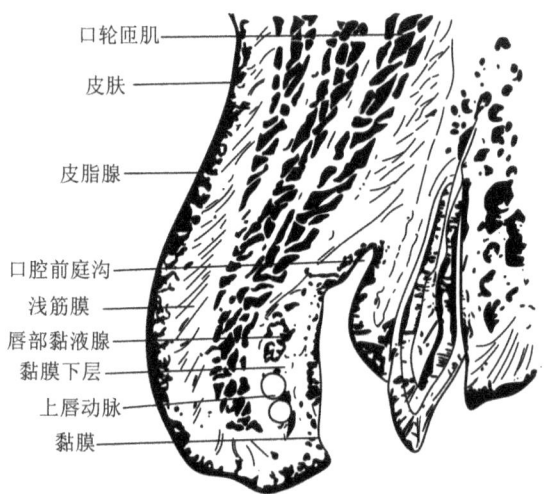

图9-3 唇的层次(上唇矢状切面)

三、唇的血液供应、淋巴回流和神经支配

1. 唇的血液供应

唇的血液供应主要来自面动脉的分支上、下唇动脉，两侧的唇动脉在中线处吻合形成唇动脉环。唇的静脉经面静脉回流，面静脉由于缺乏静脉瓣，面部静脉血液可逆行至海绵窦。

2. 唇的淋巴回流

唇的淋巴管丰富（图9-4），上唇及下唇外侧部的淋巴管注入下颌下淋巴结；上唇的淋巴管有时可注入耳前淋巴结或颈深上淋巴结。下唇中部的淋巴管注入颏下淋巴结；下唇中线或靠近中线的淋巴管有时交叉至对侧的下颌下淋巴结；下唇外1/3的淋巴管还可通过颏孔进入下颌骨，因此，下唇癌有可能扩散至下颌骨。

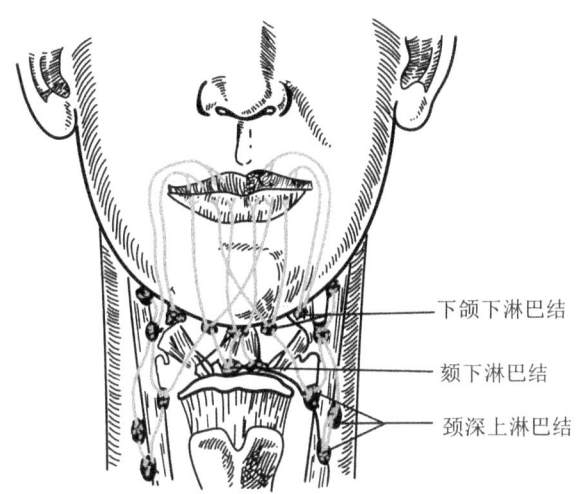

图9-4 唇的淋巴回流

扫码查看彩图

上、下唇的淋巴回流具有下列特点：① 上唇的淋巴回流较为广泛；② 下唇中部的淋巴管可交叉至对侧。了解上述关系，对上、下唇癌的诊治等，具有临床意义。

3. 唇的神经支配

唇的感觉神经来自上、下颌神经的分支，上唇的感觉由通过眶下孔的眶下神经管理；下唇的感觉由通过颏孔的颏神经管理。唇的运动主要由面神经的上下颊支支配。

（郑州西亚斯学院　李明善）

第三节　颊

一、境界

颊（cheeks）（图9-5）的上界为颧骨下缘，下界为下颌骨下缘，前界为唇面沟，后

界为咬肌前缘。颧骨下缘可触及,在用力咬牙时可触及咬肌前缘。

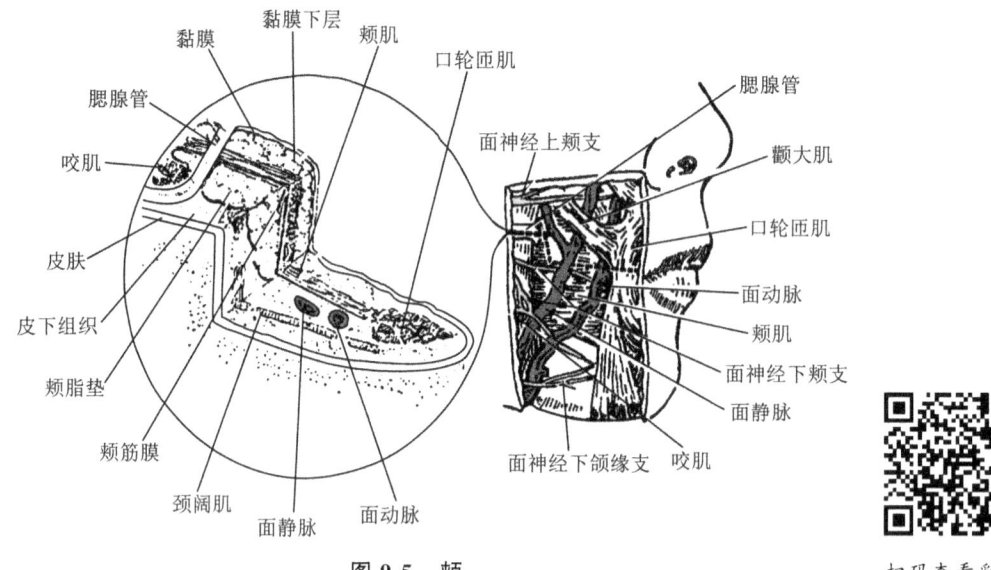

图9-5 颊

二、组织层次

颊由外向内分为6层,即皮肤、皮下组织、颊筋膜、颊肌、黏膜下层和黏膜。

1. 皮肤

2. 皮下组织

皮下组织较面部其他部位发达,其中包含颊脂垫、血管、神经以及导管等。颊脂垫是一团由菲薄筋膜包被的三角形的脂肪团,其尖端指向后方,是充满颊部的主要组织,位于颊肌表面和颊、咬肌之间。在皮下组织中穿行的血管、神经以及导管根据其行走方向分为横行和斜行两组。横行组自上而下依次是面神经颧支、面神经上颊支、腮腺管、面神经下颊支和下颌缘支;斜行组为面动脉及其后方伴行的面静脉。

面神经上、下颊支位于腮腺导管的上、下方,临床上进行面神经解剖时,可于咬肌筋膜的浅面,以腮腺导管为标志进行寻找。面动脉经咬肌前缘,越过下颌骨下缘行向内眦,此处面动脉表面仅覆以皮肤、浅筋膜及颈阔肌,在下颌骨下缘的咬肌前缘处为面动脉的压迫点。

3. 颊筋膜

颊筋膜位于皮下组织的深面,该筋膜覆盖在颊肌表面,向后被覆于咽肌表面的部分称为咽筋膜。筋膜在颊肌和咽肌之间的部分增厚,形成翼下颌韧带,亦称颊咽肌缝,连于翼钩与下颌骨内斜线后端之间,该韧带也是翼内肌前缘的标志。

4. 颊肌

颊肌是颊部唯一的肌肉,起自翼下颌韧带及上、下颌第一、二、三磨牙牙槽骨外面,肌纤维向前参入口轮匝肌中,腮腺管穿过该肌。

5. 黏膜下层

黏膜下层含有黏液腺。

6. 黏膜

颊黏膜为覆盖黏膜,可见腮腺管乳头及腮腺导管开口、翼下颌皱襞和颊垫及颊垫尖。

三、颊的血液供应、淋巴回流及神经支配

1. 颊的血液供应

颊部的血液供应主要来自面动脉、眶下动脉和面横动脉,彼此之间有众多的吻合支,因此切断一支动脉,不致影响该区的血供。静脉血主要回流至面静脉。

2. 颊的淋巴回流

颊部淋巴管注入下颌下淋巴结。

3. 颊的神经支配

颊部的皮肤、黏膜的感觉神经为三叉神经上、下颌神经管理,运动则由面神经支配。

(郑州西亚斯学院　李明善)

第四节　舌

舌(tongue)是口腔内的重要器官,在参与咀嚼、吞咽、吮吸、感受味觉和一般感觉等功能活动中起重要作用。此外,在建牙合内外动力平衡中,舌又是内侧动力的提供者。舌还是中医观察全身疾病的重要窗口。

一、舌的表面标志

1. 上面

上面拱起称为舌背(图 9-6)。按其形态结构和功能的不同,分为前 2/3 的舌体和后 1/3 是舌根,两部以向前开放的"V"形界沟分界。界沟尖端有舌盲孔(foramen cecum of tongue),为胚胎时甲状舌管的遗迹,此管如未消失,则形成甲状舌管囊肿。舌体位于口腔内,又称为舌的口部,是舌活动较大的部分;舌根因参与咽前壁的构成,又称为舌的咽部。舌背黏膜粗糙与舌肌紧密相连,其表面可见许多小突起,统称为**舌乳头**(papillae of tongue),计有下列四种:

(1) 丝状乳头(filiform papillae)数目最多,但体积甚小,呈天鹅绒状,分布于舌体的上面,司一般感觉。

(2) 菌状乳头(fungiform papillae)数目较少,色红,分散于丝状乳头之间,体积较丝状乳头稍大,有味蕾,司味觉。

(3) 轮廓乳头(vallate papillae)一般为 7—9 个,体积最大,排列在界沟前方。乳头周围有环形深沟环绕,沟内有味蕾,司味觉。

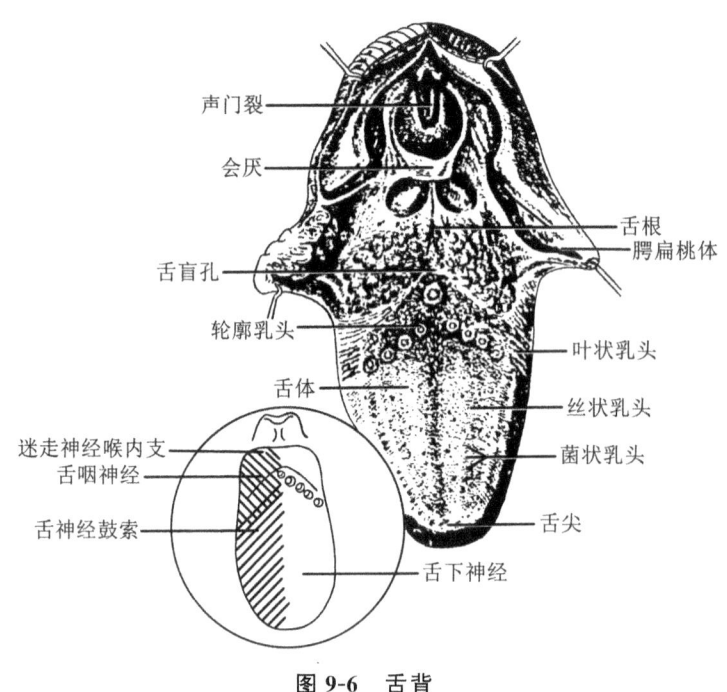

图 9-6 舌背

(4) 叶状乳头(foliate papillae)每侧有 5－8 条,位于舌体侧缘后部,含味蕾,司味觉。

舌后 1/3 黏膜无舌乳头,但有许多由淋巴组织组成的大小不等的丘状隆起,称为舌扁桃体(lingual tonsil)。

2. 下面

下面又称舌腹(图 9-7)黏膜薄而光滑,返折与舌下区的黏膜相延续,并在中线上形成舌系带。舌系带过短或附着过前时,常造成吮吸、咀嚼及言语障碍,需手术治疗。舌系带两侧各有一条黏膜皱襞称为伞襞,向前内方行向舌尖。左、右伞襞与舌腹中线间的三角区内,有舌神经和舌深血管走行,从外向内的排列是:舌深静脉、舌神经和舌深动脉。它们距舌腹近而距舌背较远,其中舌深静脉靠近伞襞,位置表浅,透过黏膜清晰可见,手术时,应注意上述血管神经的位置及走向,以免伤及。

二、舌的层次

从舌背向舌腹,分为舌背黏膜层、舌肌、舌腹黏膜下层、舌腹黏膜层。

舌肌:舌肌为横纹肌,位于舌背黏膜层和舌腹黏膜下层之间,由舌内肌和舌外肌组成,两侧舌肌之间为正中纤维隔。舌内肌(图 9-8)起止均在舌内,它们是舌上纵肌、舌下纵肌、舌横肌及舌垂直肌。肌纤维纵横交织,收缩时改变舌的形态。舌外肌(图 9-9)主要起自下颌骨、舌骨、茎突及软腭,收缩时改变舌的位置。舌内外肌的协调收缩使舌能进行复杂而又灵活的运动。在舌外肌中,颏舌肌较为重要,该肌起自下颌骨体后面的上颏棘,肌纤维呈扇形向后上方分散,止于舌中线两侧。两侧

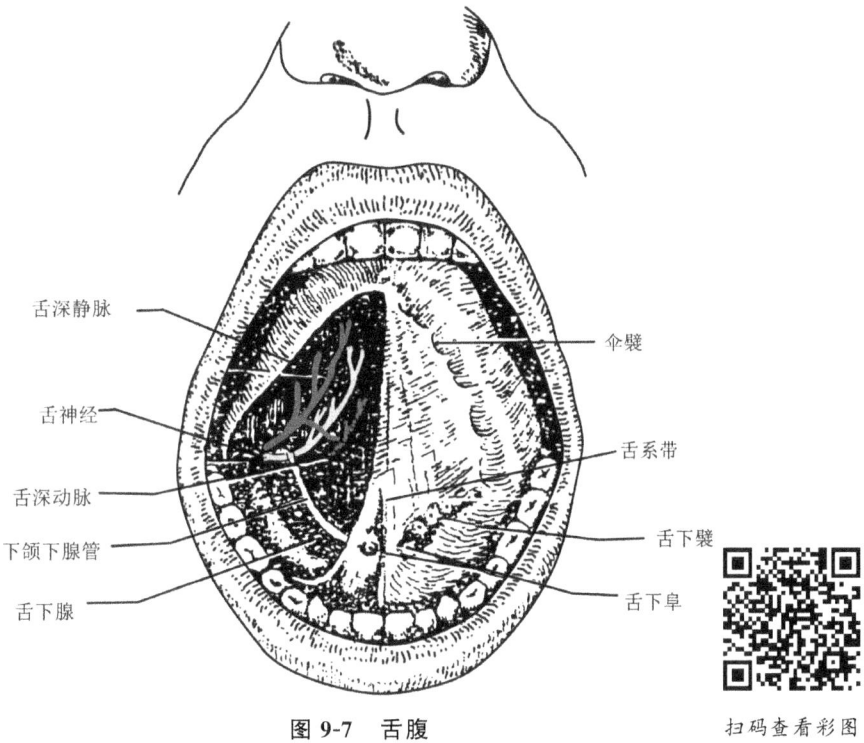

图 9-7 舌腹

扫码查看彩图

颏舌肌同时收缩,使舌伸向前下,单侧收缩可使舌尖伸向对侧。如一侧颏舌肌瘫痪,因该侧颏舌肌不能收缩,对侧颏舌肌收缩,使舌尖偏向瘫痪侧。在全身深度麻醉或昏迷时,舌部诸肌均松弛,因而舌向后缩,以至压迫会厌,阻塞喉部造成窒息。因此,须将患者下颌骨推向前方或将舌牵出。

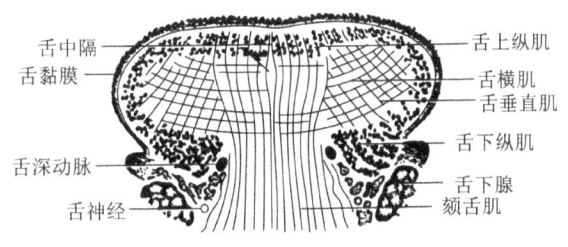

图 9-8 舌内肌(冠状切面)

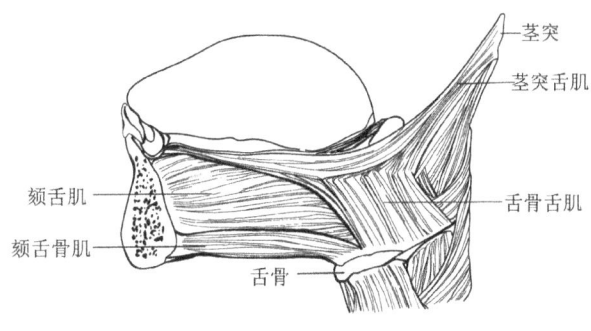

图 9-9 舌外肌

三、舌的血液供应、淋巴回流及神经支配

1. 舌的血液供应

舌的血液供应来自舌动脉,舌后 1/3 尚有咽升动脉的分支。舌动脉的终支为舌下动脉和舌深动脉,后者是舌动脉的延续,迂曲前行达舌尖。舌的静脉血经两条途径回流:① 舌背静脉:收集舌背和舌两侧部的静脉血,注入舌静脉,舌静脉与舌动脉伴行,注入颈内静脉;② 舌深静脉:起自舌尖,向后行于舌腹黏膜深面,至舌骨舌肌与舌下静脉汇合成舌下神经伴行静脉,向后注入面总静脉或舌静脉。

2. 舌的淋巴回流

舌的淋巴管极为丰富,主要起自黏膜下层及肌层,淋巴管最终汇入在二腹肌后腹与肩胛舌骨肌之间沿颈内静脉排列的颈深上淋巴结,即其最上的淋巴结为颈二腹肌淋巴结,其最下方的淋巴结为颈肩胛舌骨肌淋巴结。舌的淋巴管与颈深上淋巴结的引流关系具有一定的规律(图 9-10),即:愈近舌尖部而起的淋巴管,其注入的颈深上淋巴结所在的位置愈低;愈近舌根部而起的淋巴管,其注入的颈深上淋巴结所在部位愈高。舌的淋巴管引流可分为四组(图 9-11)。

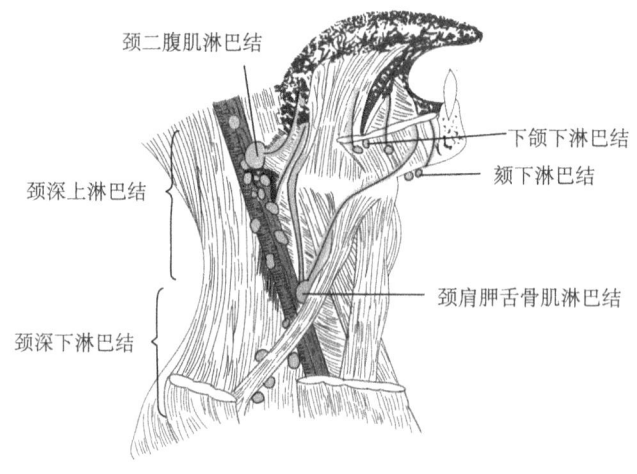

图 9-10 舌的淋巴回流

扫码查看彩图

(1) 舌尖淋巴管大部分至颏下淋巴结,另一部分至经肩胛舌骨肌淋巴结。

(2) 舌前 2/3 的边缘或外侧淋巴管一部分至下颌下淋巴结,另一部分淋巴管引流至颈深上淋巴结(特别是颈总动脉分叉处的淋巴结)。

(3) 舌中央淋巴管引流舌中缝两旁的淋巴液,经颏舌肌之间下行,然后向左右汇入颈深上淋巴结(多注入颈二腹肌淋巴结),亦有穿过下颌舌骨肌注入下颌下淋巴结。靠近正中面的淋巴管,部分交叉到对侧。

(4) 舌后 1/3 的淋巴管引流至两侧的颈深上淋巴结。

由于舌的淋巴管极为丰富,引流广泛,血运充足,加之舌的运动频繁,这些都是促使舌癌转移的因素。因此,熟悉舌的淋巴流向,对于舌癌的转移诊断,以及在手

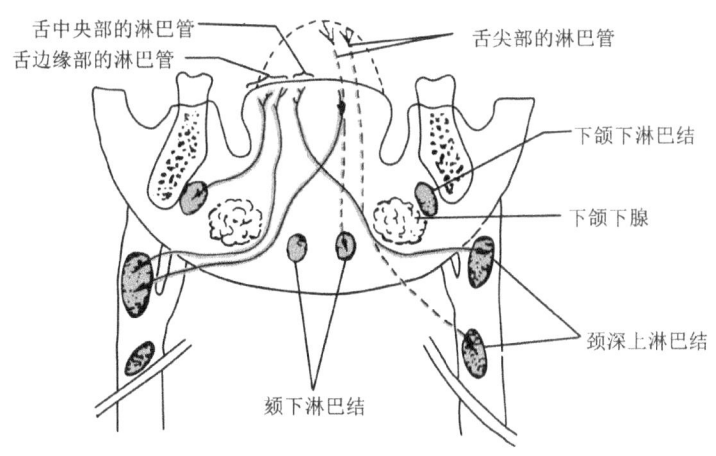

图 9-11 舌不同部位的淋巴回流

扫码查看彩图

术中淋巴结清扫的范围,均具有重要的临床意义。

3. 舌的神经支配

(1) 舌的感觉。舌前 2/3 的一般感觉由舌神经管理,味觉由参与舌神经的鼓索味觉纤维管理,舌后 1/3 的一般感觉及味觉由舌咽神经管理(但舌后 1/3 的中部则由迷走神经管理)。舌后 1/3 的黏膜感觉较敏锐,在用压舌板检查咽部时,应压在舌体部。

(2) 舌的运动。支配舌肌运动的神经是舌下神经,但腭舌肌由迷走神经的咽支支配。

(郑州西亚斯学院 李明善)

第五节 舌 下 区

一、境界

舌下区(sublingual region)位于舌和口底黏膜之下,下颌舌骨肌及舌骨舌肌之上,前及两侧为下颌体的内面,后部至于舌根。由起自下颌骨颏棘的颏舌肌和颏舌骨肌将其分为左右两半,二者前端在舌系带深面彼此相通,其后端借下颌舌骨肌与舌骨舌肌之间的裂隙,连通下颌下间隙。

二、表面解剖标志

当舌向上方翘起时,舌系带两侧的口底黏膜上各有一个小突起,称为舌下阜(也称舌下肉阜),为下颌下腺导管和舌下腺大导管的共同开口。舌下阜两侧各有一条向后外斜行的舌下襞,是舌下腺小导管的开口部位,也是下颌下腺管走行的表面标志(图 9-7)。在舌系带延长术剪开舌系带时,应注意勿伤及上述腺管口及其附近的血管神经。

三、内容及其排列

在口底深面,从两侧向中线依次排列的结构有舌下腺、下颌下腺深部、下颌下腺管、舌神经、舌下神经及舌下神经伴行静脉以及舌下动脉(图9-12)。

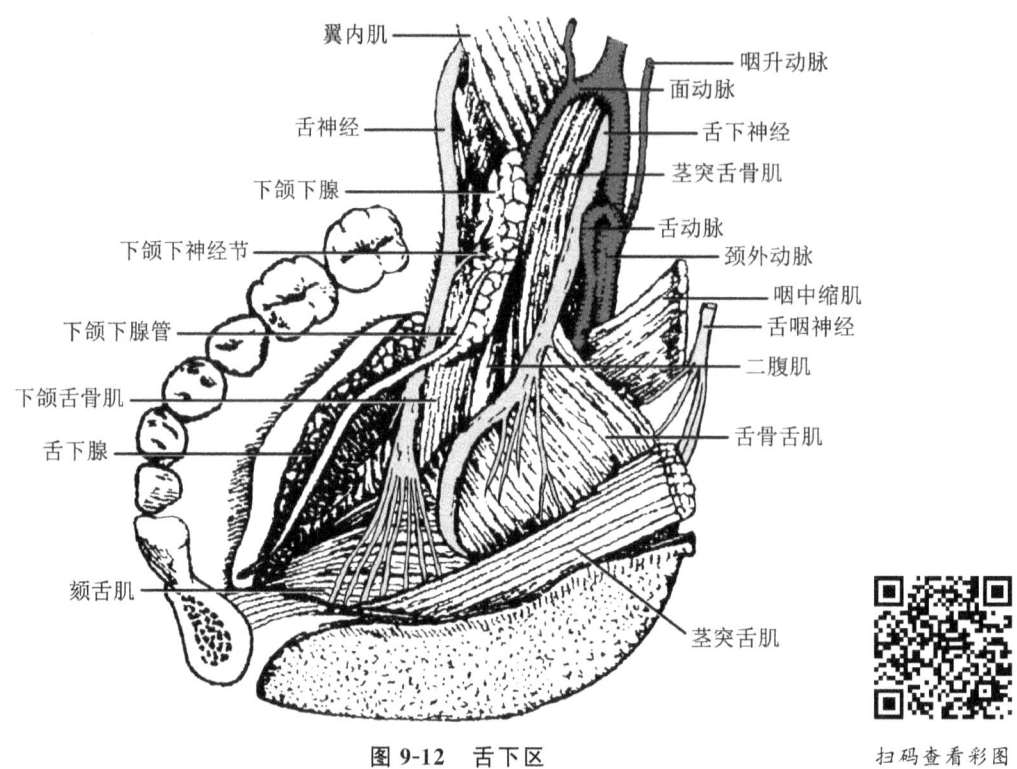

图 9-12 舌下区

1. 舌下腺及下颌下腺深部

舌下腺(sublingual gland)及下颌下腺深部(deep part of submandibular gland),舌下腺由蜂窝组织鞘包绕,其前端与对侧舌下腺相接,后端与下颌下腺的深部相邻,外侧为下颌骨的舌下腺窝。舌下腺内侧面与颏舌肌之间有下颌下腺管、舌神经、舌下神经及舌下动脉等。

2. 下颌下腺管及舌神经

下颌下腺管位于舌下腺的内侧,由前向后,由深变浅,贯穿舌间隙,开口于舌下阜。舌神经在舌骨舌肌前缘处,绕下颌下腺管外下至其内侧向舌侧走行。舌神经与下颌下腺管交叉部位多位于下颌第二磨牙舌侧的下方,有时位置也可稍向后移,变动于下颌第二磨牙与第三磨牙舌侧下方之间。

3. 舌下神经及舌下神经伴行静脉

舌下神经及舌下神经伴行静脉(hypoglossal nerve and accompanying vein),舌下神经越过舌骨舌肌浅面,发出分支分布于舌外诸肌,至舌骨舌肌前缘即深入舌内,分布于舌内诸肌。在舌下神经附近,有舌下神经伴行静脉。由于舌下神经位于舌下区的后下方,且表面有一层筋膜覆盖,故单纯摘除舌下腺时一般不会暴露舌下神经。

4. 舌下动脉

舌下动脉(sublingual artery)是舌动脉的次要分支,行于舌下腺与颏舌肌和颏舌骨肌之间,分支分布于舌下腺。该动脉向前行于舌下区前部黏膜下,与对侧同名动脉吻合并发出分支至舌系带。舌下腺摘除及舌系带手术时应注意此动脉。

(郑州西亚斯学院　李明善)

第六节　腭

腭(palate)又称口盖,分隔口腔与鼻腔,参与发音、言语及吞咽等活动。腭分为前2/3的硬腭及后1/3的软腭两部分(图9-13)。

一、硬腭

硬腭(hard palate)占腭的前2/3,呈穹隆状,有上颌牙弓围绕。在硬腭的口腔面可见下列具有临床意义的表面标志(图9-13)

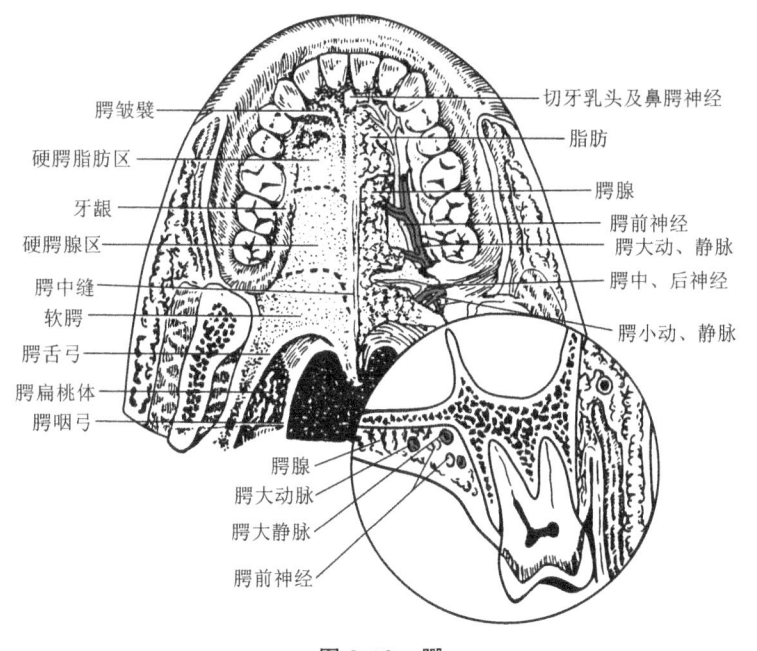

图 9-13　腭

扫码查看彩图

1. 表面解剖标志

(1) 腭中缝为硬腭中线上纵行的黏膜隆起。

(2) 切牙乳头(insisive papilla),又称腭乳头,为一黏膜隆起,位于腭中缝的前端,左右上颌中切牙之间的腭侧,其深面为切牙孔,鼻腭神经、血管经此孔穿过,是鼻腭神经局部麻醉的表面标志。切牙乳头组织致密,神经丰富,鼻腭神经阻滞麻醉时,应从切牙乳头的侧缘刺入黏膜。

(3) 腭皱襞(palatal rugae)位于硬腭前部,为自腭中缝前部向两侧略呈辐射状的软组织嵴,其形状不规则。

(4) 上颌硬区及上颌隆突,在硬腭的中央部分,黏膜薄而缺乏弹性,称为上颌硬区。在硬区前部有时出现不同程度的骨质隆起即为上颌隆突。

切牙乳头、腭皱襞、上颌硬区及上颌隆突等处,制作义齿基托时应注意,以免压迫软组织,引起疼痛或形成溃疡。

(5) 腭大孔(greater palatine foramen)位于硬腭后缘前方约0.5cm处,上颌第三磨牙腭侧,约相当于腭中缝与龈缘之外中1/3处。肉眼观察此处黏膜稍显凹陷,其深面即为腭大孔,腭前神经及腭大血管经此孔向前分布于硬腭后2/3。其相应位置的黏膜凹陷为腭前神经阻滞麻醉的表面标志。

(6) 翼钩(pterygoid hamulus)位于上颌第三磨牙后内侧1－1.5cm处,触摸此处有一骨质隆起即为翼钩,此结构与腭裂手术有关。

2. 层次及结构特点

硬腭由上颌骨的腭突和腭骨水平板构成支架(图9-14),表面覆以软组织,除腭中缝无黏膜下层外,其余部分均覆以黏膜和黏膜下层。硬腭的组织层次从下而上依次是硬腭口腔黏膜、黏膜下层、硬腭骨板(包括骨膜)、硬腭鼻腔面黏膜。硬腭口腔面的软组织具有下列特点:

(1) 黏膜下层在硬腭的前后部各不相同(图9-13),前部含有少量脂肪,无腺体;后部含有较多的腭腺,故腭腺肿瘤多发生在硬腭后部。

(2) 硬腭骨膜与黏膜和黏膜下层之间连接紧密,而与骨面连接疏松,腭裂手术时常将黏黏膜下层及骨膜视为一整层而称黏骨膜从骨面分离,以便形成一个血运充足的组织瓣,用以修复腭裂。黏骨膜不易移动,能耐受摩擦和咀嚼压力。黏骨膜在腭中线处甚薄,而两侧在近牙槽骨部分却显著增厚,这是由于其中含有腭腺及血管和神经有关(图9-13)。因此,腭部浸润麻醉多在两侧近牙槽骨的黏膜下注射;在作腭两侧松弛切口时,亦应尽量靠近牙龈切开,才不致损伤腭部的主要血管和神经。

二、软腭

软腭为可运动的肌肉膜样隔,厚约1cm(图9-13)。

1. 表面解剖标志

软腭(soft palate)占腭的后1/3,附着于硬腭后缘并向后伸延。软腭的后缘游离,斜向后下,称为腭帆。在软腭口腔面及邻近部位可见下列有临床意义的表面解剖标志。

(1) 腭凹(palate foveola),软腭前端中线两侧的黏膜凹陷,是硬腭后缘鼻后棘的表面解剖标志,可作为全口义齿基托后缘的参考标志。

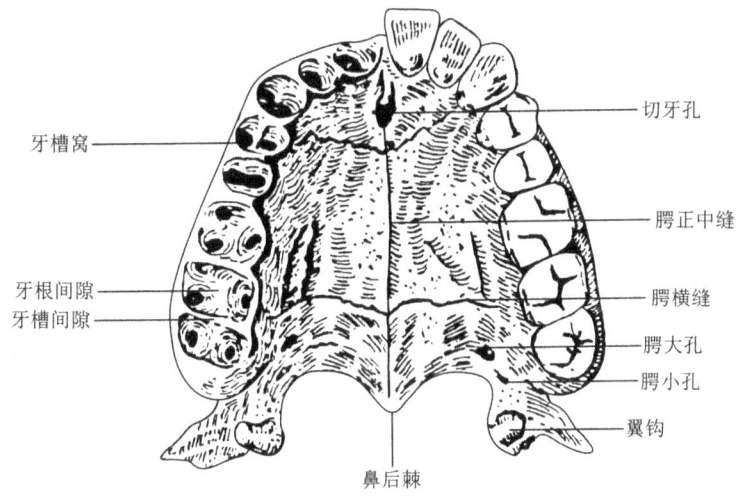

图 9-14　骨腭

(2) 腭垂(uvula),又称悬雍垂,是软腭后缘的中央伸向下方的指状突起。

(3) 腭舌弓(palatoglossal arch)和腭咽弓(palatopharyngeal arch),软腭后部向两侧形成前后两条弓形皱襞,前方者向下移行于舌,称为腭舌弓,深面有腭舌肌。后方者移行于咽侧壁,称腭咽弓,深面为腭咽肌。

(4) 腭扁桃体窝(tonsils fossa),腭舌弓与腭咽弓之间的三角形凹陷,容纳腭扁桃体。

(5) 咽口,又称咽峡,由腭垂、腭帆、腭舌弓和舌根共同围成。

2. 层次

软腭主要由黏膜、黏膜下层、腭腱膜及腭肌等组成(图 9-15,图 9-16)。

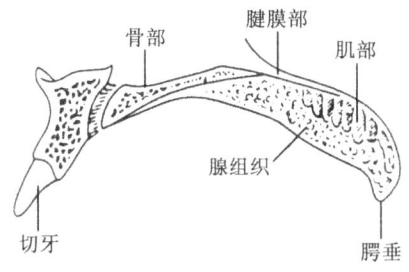

图 9-15　腭(正中矢状切面)

(1) 软腭黏膜,口腔侧黏膜同硬腭黏膜口腔黏膜相延续,逐渐变为覆盖黏膜并分布有味蕾。

(2) 软腭黏膜下层,黏膜下层中含有较多的黏液腺。黏膜下层在腭垂、腭舌弓及腭咽弓处特别疏松,炎症时易于水肿。

(3) 腭腱膜及腭肌,位于软腭黏膜下层深面。腭腱膜位于软腭前 1/3,构成软腭的支架,向前附丽于硬腭后缘,主要由腭帆张肌的腱膜组成,其他肌肉附丽其上。腭腱膜近硬腭部分非常坚厚,向后则变薄弱,软腭为之所依托的部分呈水平状。腭

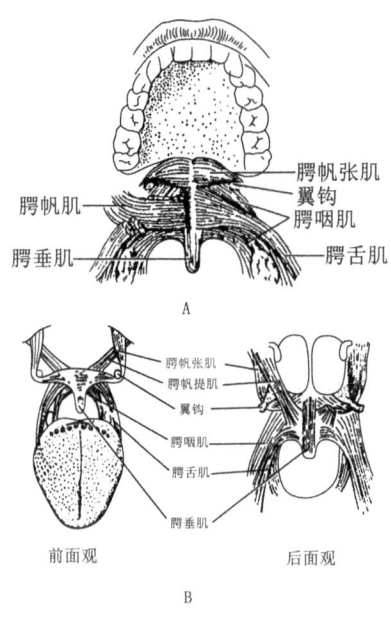

图 9-16 腭帆

肌位于软腭的后 2/3,前续腭腱膜,共 5 对,它们是腭帆张肌、腭帆提肌、腭舌肌、腭咽肌和腭垂肌。腭帆张肌的作用为紧张腭帆及开大咽鼓管,腭帆张肌完全切断可引起咽鼓管闭塞,翼钩单纯折断,可引起咽鼓管通气下降;腭帆提肌的作用是使软腭上提及咽侧壁向内侧运动,因而是参与腭咽闭合的主要肌肉;腭舌肌的作用为下降腭帆,紧闭咽门;腭咽肌的作用为上提咽喉,向前牵引腭咽弓接近;腭垂肌的作用为上提腭垂。

腭裂者软腭肌肉的起始正常,但附着点异常,其中腭帆提肌不仅两侧中断、肌纤维数量减少,而且附着点前移,有的附着于短缩的硬腭后缘,有的则与腭咽肌、腭垂肌的肌纤维聚集成束,深入到鼻后棘的后半部和硬腭裂侧的内缘。鉴于腭帆提肌在腭咽闭合中的重要作用,因而腭裂手术中恢复腭帆提肌的位置及其两侧的完整性极为重要,正常腭帆提肌在翼钩内侧后方,两者之间有一定距离。腭裂患者该肌靠近翼钩,在凿断翼钩将内侧软组织整块向中线移动时,易损伤该肌。

腭肌与咽肌协调运动,控制腭咽闭合,对呼吸、吞咽、言语等功能起重要作用。腭咽闭合系指鼻咽部的咽腔缩小,与上提的软腭形成广泛而密切的接触,从而分隔鼻咽腔与口咽腔。因而腭咽闭合是言语时获得清晰语音的前提,也为吞咽初期避免食物进入鼻腔提供了保证。

先天性腭裂破坏了腭咽闭合,影响了上述生理功能,腭帆张肌、腭舌肌和腭咽肌对腭裂患者的软腭张力较大,因此,在腭裂修复术时,为了使腭的软组织瓣能移向中线和后推,不但应将上述三肌分离松解,而且需将翼钩凿断,或经翼内外板之间劈开,使在翼钩上滑行的腭帆张肌腱膜失去其紧张软腭前部的作用。而且还需在硬腭后缘将腭腱膜剪断,使软腭组织瓣与硬腭分离,完全松解,以利减张缝合及组织愈合。

三、腭的血液供应、淋巴回流及神经支配

1. 腭的血液供应

腭部血液主要由上颌动脉的分支腭降动脉供应,软腭还有咽升动脉及腭升动脉。静脉回流至翼丛。

2. 腭的淋巴回流

淋巴主要引流至颈深上淋巴结。

3. 腭的神经支配

腭部感觉神经来自三叉神经上颌支,软腭还有舌咽神经分布。软腭的运动主要由副神经的颅根经迷走神经咽支支配,但腭帆张肌由三叉神经支配。

(郑州西亚斯学院　李明善)

第十章　颅部局部解剖

随着口腔医学的迅速发展,其临床应用范围已由口腔、颌面、颈部向面上 1/3 和颅部扩展,如颅颌根治术、颅面整形术等,因此,只有对颅部解剖结构有所了解,才能适应学科的发展。

颅部分为颅顶和颅底两部分。

第一节　颅　顶

颅顶以眶上缘、颞下嵴、乳突基部、上项线和枕外隆突的连线与颅底分界,由软组织和颅顶骨组成。根据颅底各层次结构特点,可将其分为额、顶、枕区和颞区两部分。

一、额、顶、枕区

(一) 境界

前界为眶上缘,后界为枕外隆突及上项线,两侧以颞上线为界。

(二) 层次、内容及解剖特点

覆盖于此区的软组织由浅入深分为 5 层(图 10-1),即皮肤、皮下组织、颅顶肌及帽状腱膜、腱膜下蜂窝组织和颅骨外膜。软组织深面为颅顶骨。

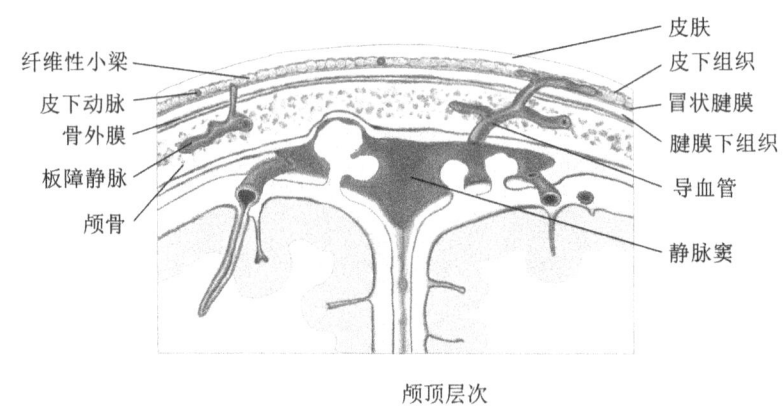

图 10-1　颅底软组织、颅骨及静脉窦

扫码查看彩图

1. 皮肤

皮肤厚而致密,血管、神经、淋巴管极为丰富,再生能力强,损伤后容易修复。临床上可在此处多次切取表层皮片覆盖创面(如烧伤)而不影响头发的生长,因此是一个很好的供皮区。皮肤内含有大量的毛根、毛囊、皮脂腺和汗腺,是疖和皮脂腺囊肿的好发部位。

2.皮下组织

(1)皮下组织主要由致密结缔组织构成,结缔组织将其表面的皮肤与其深面的帽状腱膜紧密相连,并形成许多纤维隔,隔间内含有脂肪、血管、淋巴管和神经。此层感染时,渗出物不易扩散,红肿限于局部,轮廓清楚,张力较大,压迫神经,故炎症早期即感剧痛。血管壁被其周围的结缔组织固定,断裂后不易回缩,因而出血较多,须及时施行压迫、缝合等方法止血。

(2)头皮的血管、神经及淋巴管主要位于此层内。血管、神经多伴行(图10-2),具有辐辏状行程。它们由前、后及两侧自下而上趋向颅顶中部。额区主要有眶上动、静脉和眶上神经;颞区主要有颞浅动、静脉和耳颞神经;枕区主要有枕动、静脉和枕大神经。

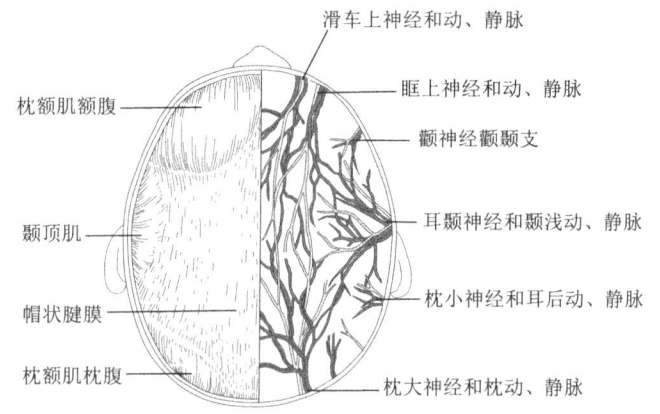

图 10-2 头皮血管、神经的分布

扫码查看彩图

由于上述血管、神经的走行特点,在作头皮单纯切开术时,应考虑切开的方向,以免损伤血管、神经主干。开颅术作皮瓣时,蒂应朝下,并保留入蒂的血管、神经主干在内,以保证皮瓣的存活及原有的感觉。

①头皮动脉的特点是吻合丰富,它们在同侧及对侧形成密集的动脉网,致使在裂伤后极易出血,虽结扎或压迫一侧血管主干也不可能完全止血。但由于血供丰富,组织再生和抗感染力强,伤口愈合迅速,撕裂伤所形成的窄蒂皮瓣常不致坏死,故损伤后清创缝合时应注意这一特点。

②头皮静脉的特点是借导血管(顶导血管和乳突导血管等)与板障静脉或颅内硬脑膜窦相通,头皮感染可经导血管蔓延至颅内,反之亦然。

③头皮神经分布的特点是相邻区域有重叠,因此,单纯的阻滞麻醉常不能达到理想的效果,在切口部位行局部浸润麻醉时,药物应注入皮下层内。

④头皮内无淋巴结,淋巴管主要位于皮下层内,吻合丰富,分区不很严格。淋巴回流方向大致是:额区淋巴回流至下颌下淋巴结,颞区回流至耳后淋巴结,枕区回流至枕淋巴结。

3.颅顶肌及帽状腱膜

帽状腱膜坚韧致密,位于此区中部,属表浅肌肉腱膜系统的腱膜区,它前连额肌,后连枕肌,两侧至颞区逐渐变薄形成颞浅筋膜。头皮撕裂如未伤及帽状腱膜,伤口并不裂开。若伤口裂开,说明裂伤至少深达帽状腱膜,尤其是横向裂口,由于额枕肌收缩,裂口更大。帽状腱膜能经受较大的张力,故对修复广泛性头皮裂伤具有重要意义。

上述三层结构紧密结合,不易分离。当外伤头皮撕脱或开颅术翻转皮瓣时均成一片,临床上把三层合称头皮。

4. 腱膜下蜂窝组织

腱膜下蜂窝组织又称腱膜下间隙,与颅骨外膜结合疏松,头皮撕脱时即自此层分离。若此层内积血或积脓时,可蔓延到全颅顶。此层感染,脓液可破坏其深面的颅骨膜甚至引起颅骨坏死,也可使穿行其间的导血管发生血栓进入颅内硬脑膜窦,故临床上将此层称为"危险区"。但腱膜下蜂窝组织在治疗中亦有其意义,自1976年Radovan报道软组织扩张器应用于临床以来,其使用范围亦扩展至头皮扩张,用以修复秃发区,其解剖根据是利用疏松的腱膜下蜂窝组织置入头皮扩张器,依靠腱膜下蜂窝组织深面的坚硬颅骨作支撑,采用头皮扩张器以扩张其浅面的有发头皮来修复秃发区,一次可修复占有头皮面积的1/2的秃发区。较以往采用的分次切除缝合法、插秧法、局部皮瓣转移法和游离头皮瓣修复秃发,具有更多优越性,是当今治疗秃发最有效的美容方法之一。

5. 颅顶骨骨外膜

颅顶骨骨外膜与颅顶骨借疏松结缔组织相连,只有在骨缝处与骨结合紧密,不易分开。所以在骨膜下积血或积脓时,因受骨缝限制,常局限在一块骨的范围内,可与弥漫性的腱膜下积血或积脓加以鉴别。

6. 颅顶骨

颅顶骨位于颅顶部的骨由前向后依次为额骨、顶骨和枕骨的一部分组成。颅顶骨可分为外板、内板及其间的板障3层。内、外板为骨密质构成。外板厚,具有一定弹性,内板薄而脆弱,弧度较外板大,又称为玻璃样板。当一定限度的外力作用于颅顶时,外板可暂下陷,尔后由于其弹性作用随即恢复原形。但内板则往往在外板下陷时发生骨折。颅骨骨折后,锐利的骨折片可能向内刺破脑膜、脑血管或脑实质而出现相应的症状。板障右骨松质构成,内有板障静脉穿行的管道(图10-3),在X线片上应注意与骨折线相鉴别。板障静脉通过导血管与颅外的皮下静脉及颅内的静脉窦相通,在颅内压长期增高的患者,板障静脉和导血管可极度扩张而变粗,开颅术时应注意止血。颅顶骨的血液供应主要来自颅顶软组织,因而在处理创伤或手术时,应尽可能保持颅顶软组织与颅顶骨的联系。

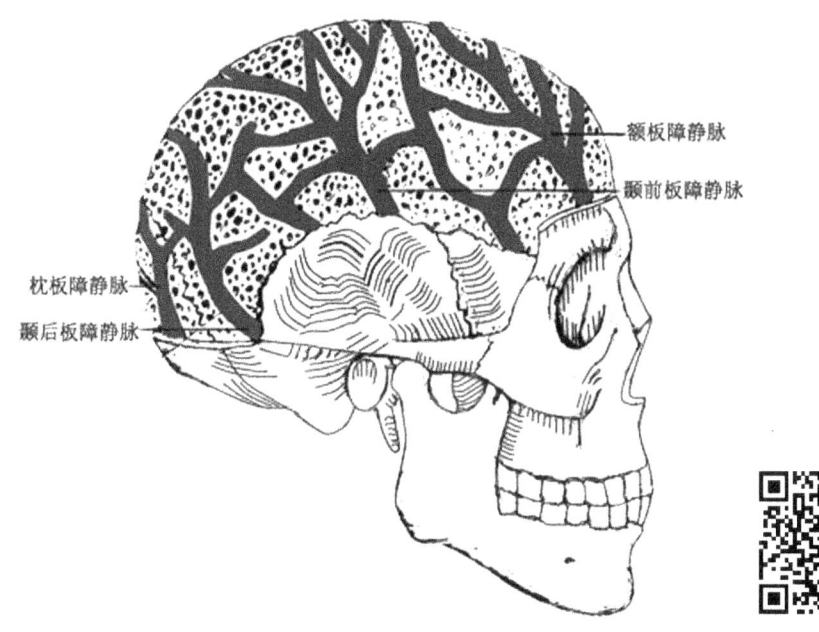

图 10-3　板障静脉　　扫码查看彩图

目前,用颅顶骨的外板修复面部缺损已在我国颅面外科得到了应用,颅骨移植较传统的肋骨和髂骨移植具有更多的优越性,如术后疼痛较轻、保存植骨量大、术后骨吸收较少、易于存活、抗感染力强和瘢痕隐蔽等。颅骨移植的取骨区多在顶骨,其取骨范围是矢状缝以外1.5cm,上颞线最高点以内1.5cm,冠状缝以后1.5cm,人字缝以前1.5cm,面积约为20cm²。国人顶骨厚度平均为5.059mm,随着年龄增长,顶骨厚度缓慢增加,顶骨中、后部较前部厚,板障层随年龄增长逐渐变薄甚至消失。年轻时颅骨不仅薄而血运丰富,取骨术中出血较多;老年人虽然颅骨较厚,但主要为骨密质,取骨时出血较少,但骨板劈开较困难。鉴于顶骨存在着年龄和个体差异,因此。术前影像学方法了解取骨区颅骨厚度,具有重要的临床意义。

二、颞区

(一) 境界

位于颅顶的两侧,介于上颞线与颧弓上缘之间,前为额骨颧突及颧骨额突的后缘,后为乳突基底和外耳门。

(二) 层次及内容

由浅入深为:

1. 皮肤

皮肤较薄且可移动,手术时无论选择纵行或横行切口,均易缝合,愈合后的瘢痕亦不明显。

2. 浅筋膜

浅筋膜皮下脂肪较少,其中主要有颞浅动、静脉及耳颞神经穿行。在此处行开颅术时,所作皮瓣蒂应朝下,且需将上述血管神经包括在内,以保证皮瓣的存活及原有的感觉。颞浅动脉在耳屏前约 1cm 上行,位置表浅,是测脉和压迫止血的部位,也是临床上施行动脉插管、灌注化疗药物,治疗面颈部恶性肿瘤的常用途径之一(图10-4)。

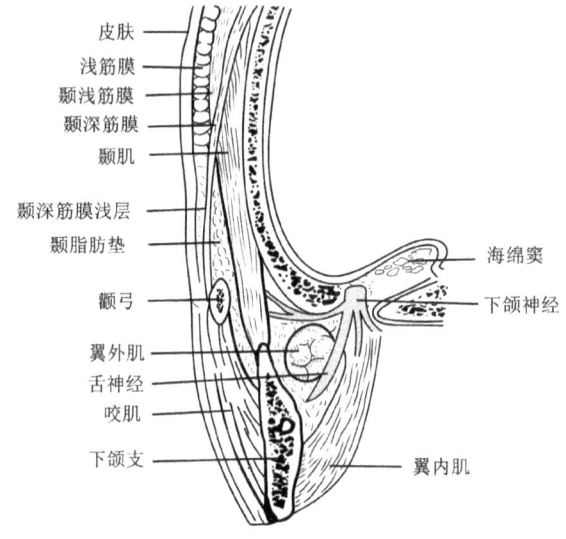

图10-4 颞区层次结构(右侧冠状切面)

扫码查看彩图

3. 颞浅筋膜

颞浅筋膜为帽状腱膜的延续,属表浅肌肉腱膜系统的腱膜区,向下逐渐变薄后消失。

4. 颞深筋膜

颞深筋膜致密坚韧,起于上颞线,向下分为浅、深两层,附着于颧弓的内、外面。深层内面有颞肌部分纤维起始,故深层特别致密并含有腱纤维,此层裂开后,其裂缘坚硬似骨,应注意鉴别。

5. 颞肌

颞肌强大肥厚,手术如需切除其深面较薄的颞鳞,由于有颞肌和颞深筋膜的存在,其深面的脑组织也能得到足够的保护。

6. 颅顶骨外膜

颅顶骨外膜较薄,在颞鳞处与骨结合紧密,故此处很少发生骨膜下血肿。

7. 颅顶骨

颞区的颅顶骨主要由颞鳞及蝶骨大翼、额骨和顶骨的一部分组成,其中以颞鳞最薄。此区颅顶骨内面有脑膜中动脉沟。脑膜中动脉(前支)沟在蝶骨大翼内面向上前走行,在翼点约有半数以上形成骨管,脑膜中动脉前支即在此管通过。颞部外伤骨折易损伤脑膜中动脉(尤其是骨管处)形成脑膜外血肿,可压迫中央前回,引起对侧面肌和对侧上肢肌首先出现瘫痪。若血肿扩大时,亦可引起对侧下肢瘫痪等症状。

(郑州西亚斯学院 李明善)

第二节 颅 底

颅底(base of the skull)由额骨、筛骨、蝶骨、颞骨及枕骨连接而成,分为内、外两面。

一、颅底内面

颅底内面(Internal surface of the base of the skull)起伏不平,与脑底面外形相适应。由前向后,可见阶梯状的三个颅窝,依次是颅前窝、颅中窝和颅后窝(图10-5)。

(一)颅前窝

颅前窝(anterior cranial fossa)由额骨眶部、筛骨筛板、蝶骨小翼和蝶骨体的一部分构成,借蝶骨体后缘和交叉沟前缘与颅中窝分界。承托大脑半球的额叶。颅前窝内筛板位居中央,形势低凹,板上有筛孔,通过嗅神经根丝。

颅前窝位于鼻腔和眼眶的上方,其间仅隔有较薄的骨板,颌面部损伤波及颅前窝发生骨折时,常引起鼻腔和眼周围出血;如伤及嗅丝,则可出现嗅觉障碍;若脑膜同时撕裂,可出现脑脊液漏。

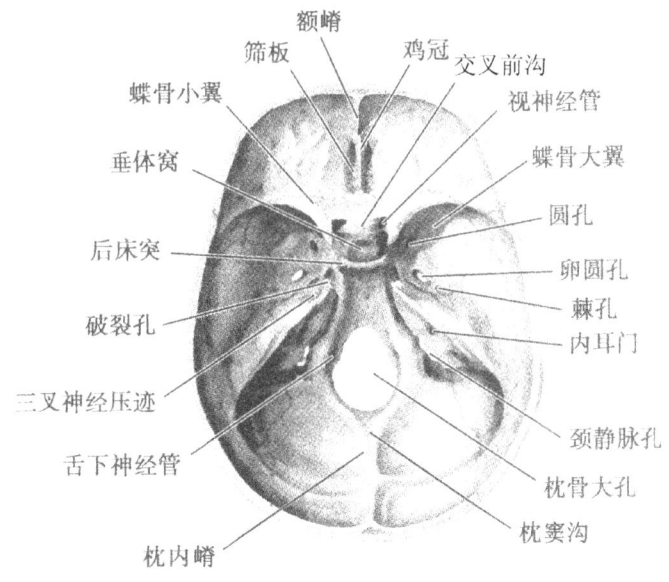

图 10-5 颅底内面

(二)颅中窝

颅中窝(middle cranial fossa)由蝶骨体、蝶骨大翼、颞骨岩部的前面及颞鳞构成,借颞骨岩部的上缘及蝶骨体后缘的鞍背与颅后窝分界。

颅中窝的两侧部宽阔,容纳大脑半球的颞叶。中央部由蝶骨体构成,狭窄而高起。蝶骨体上有蝶鞍,中部凹陷为垂体窝,容纳垂体。蝶鞍两侧为海绵窦,由硬脑膜两层间的腔隙构成,窦内有许多结缔组织小梁,将窦腔分隔成许多小间隙。海绵窦向前达眶上裂的内侧部,向后至颞骨岩部的尖端。

海绵窦经眼静脉、翼丛与面部静脉相交通,面部的化脓性感染可借上述通道扩散至海绵窦,引起海绵窦炎与血栓形成。两侧海绵窦经鞍隔前、后缘的海绵间窦相交通,故一侧海绵窦的感染可蔓延至对侧。

穿经海绵窦的血管、神经(图 10-6):在窦的外侧壁内,自上而下排列有动眼神经、滑车神经、眼神经和上颌神经通过。窦内有颈内动脉和展神经通过。当颅底骨折伤及颈内动脉出现颈内动脉海绵窦瘘时,表现为海绵窦综合征:病人眼睑下垂、瞳孔散大,眼肌瘫痪,额部皮肤感觉障碍,角膜反射消失。此外由于阻塞眼静脉而有眼结膜水肿、瘀血及眼球突出等症状。蝶骨体骨质菲薄内含蝶窦,是颅底骨折的好发部位。当蝶骨体骨折伤及海绵窦或损伤颈内动脉形成夹层动脉瘤时,可发生鼻腔大出血。若颈内动脉壁损伤严重,常引起致命性出血。

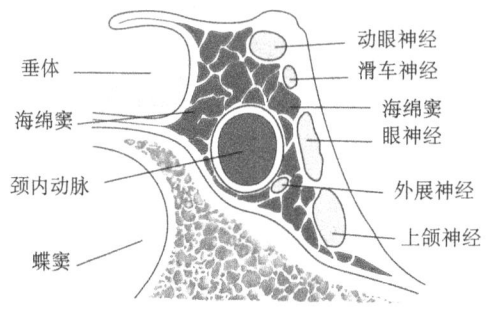

图 10-6 海绵窦的局部解剖

扫码查看彩图

海绵窦的上内方与垂体相邻,当有垂体肿瘤时,可压迫窦内的动眼神经和展神经等,以致引起眼球的运动障碍、眼睑下垂,瞳孔开大及眼球突出等。海绵窦的内下壁与蝶窦相邻,故蝶窦炎亦可引起海绵窦血栓形成。

颅中窝的主要结构有:

1. 视神经管

视神经管(optic canal)位于蝶鞍前交叉沟的两侧,有视神经和眼动脉通过。

2. 眶上裂

眶上裂(superior orbital fissure)位于蝶骨大翼和小翼之间,向前通眼眶,有动眼神经、滑车神经、眼神经、展神经及眼上静脉通过。眶上裂骨折时,若伤及上述神经,则出现海绵窦综合征,表现为伤侧眼球完全固定不动、上睑下垂、瞳孔散大,额部皮肤感觉和角膜反射消失。

3. 圆孔

圆孔(foramen rotundum)位于眶上裂内侧端的后方,向前下通向翼腭窝,有上颌神经经过。

4. 卵圆孔

卵圆孔(foramen ovale)位于圆孔的后外方,向下与颞下窝相通,有下颌神经及导血管通过。

5. 棘孔

棘孔(foramen spinosum)位于卵圆孔的后外方,有脑膜中动脉及下颌神经返支通过。

眶上裂、圆孔、卵圆孔和棘孔排列在一条弧形线上,颅颌面切除术中,颅中窝切除的凿骨线即循上述弧形线进行,切割时不应超过此线,以免损伤海绵窦及穿经海绵窦内的结构。正常时,两侧圆孔、卵圆孔的孔径可相差2mm,若两侧同名孔的孔径对比相差3mm以上,且孔的边缘不整齐,应视为肿瘤破坏所致。

6. 三叉神经压迹

三叉神经压迹(trigeminal impression)位于颞骨岩部近尖端的前面,承托三叉神经节。

7. 破裂孔

破裂孔(foramen lacerum)位于颞骨岩部尖端与蝶骨体之间,颈内动脉经此入颅。严重的颌骨骨折常伴有颅底骨折,多波及颅中窝,若蝶骨体骨折,伤及脑膜及蝶窦黏膜时,可使蛛网膜下隙与蝶窦相通,患者可出现脑脊液鼻漏;颞骨岩部骨折伤及内耳时,可引起眩晕及平衡障碍;若伤及面神经、蜗神经,可引起面瘫和失听;若骨折累及鼓室盖并连同脑膜一并撕裂,脑脊液即流入鼓室,并可经咽鼓管咽口流至鼻腔,出现脑脊液鼻漏;若同时伴有鼓膜破裂,则可出现脑脊液耳漏。

(三) 颅后窝

颅后窝(posterior cranial fossa)最为低洼,主要由枕骨和颞骨岩部后面构成,容纳小脑,脑桥和延髓。颅后窝中央为枕骨大孔,该孔两旁主要有3对孔:

1. 舌下神经管

舌下神经管(hypoglossal canal)位于枕骨大孔的前外侧缘上方,有舌下神经通过。

2. 颈静脉孔

颈静脉孔(jugular foramen)位于舌下神经管内口的外上方,孔内有颈内静脉、第Ⅸ－Ⅺ对脑神经通过。

颅底骨折波及颈静脉孔伤及第Ⅸ－Ⅺ对脑神经时,患者出现喝水发呛、吞咽骨体食物困难,声音嘶哑,胸锁乳突肌及斜方肌麻痹,此即颈静脉孔综合征。

3. 内耳门

内耳门(internal acoustic pore)位于颞骨岩部的后面,颈静脉孔的前上方,孔内有面神经、前庭蜗神经通过。

枕骨大孔的后方有一十字形凸起,称为枕内隆凸,为窦汇所在处。自枕内隆凸向两侧各有一条横窦沟,沟向前下接乙状窦沟,分别是横窦和乙状窦的压迹。乙状窦外侧壁为乳突小房的内侧壁,相隔一层薄骨板,乳突小房的化脓性感染可波及乙状窦,导致乙状窦栓塞。乙状窦末端接颈静脉孔。枕骨大孔的后上方有小脑,小脑半球下面内侧有小脑扁桃体,当颅内压增高或小脑肿瘤时,小脑扁桃体可被压迫而嵌入枕骨大孔,形成枕骨大孔疝,压迫延髓生命中枢,危及生命。

颅底内面有神经、血管穿经的孔、裂、管,汇总见表 10-1。

表 10-1 颅底各孔、裂管及穿经结构

部位	穿经的血管、神经
筛孔	嗅神经
视神经管	视神经、眼动脉
眶上裂	动眼神经、滑车神经、展神经、眼神经、眼上静脉
圆孔	上颌动脉
卵圆孔	下颌神经、连接翼丛和海绵窦的导血管
棘孔	脑膜中动脉
破裂孔	颈内动脉、破裂孔导血管
内耳门	面神经、前庭蜗神经
颈静脉孔	颈内静脉、舌咽神经、迷走神经、副神经
舌下神经管	舌下神经
枕骨大孔	延髓与脊髓分界,椎动脉、副神经的脊髓根

综上所述,颅底在结构和毗邻关系上具有下列特点及临床意义:

① 颅底骨各部骨质厚薄相差悬殊,其中以颅前窝骨质最薄,颅中窝次之,颅后窝最厚。骨质薄弱处为颅底骨折的好发部位。颅底(特别是颅中窝)有许多血管、神经穿经的孔、裂和管道,并含有某些窦腔,成为结构上的薄弱点。因此,外伤时易发生骨折,并可能伴随相应部位的脑神经和血管损伤。

② 颅底骨与相应部位的硬脑膜结合紧密,外伤后二者之间不易形成硬膜外血肿,但却容易在颅底骨折的同时,伴随硬脑膜和蛛网膜撕裂,导致脑脊液漏。

③ 颅底内面与脑底面仅隔以脑膜,外面紧邻翼腭窝、颞下窝和咽旁间隙等,上述部位的炎症或肿瘤可经邻近的孔、裂侵入颅内。颅底骨折时有时亦可伤及脑实质而产生相应的症状。

二、颅底外面

颅底外面(external sueface of base of the skull)高低不平,仅隔复杂。通过两侧颞下颌关节窝前缘的连线,将颅底外面分为前、后两部分(图 10-7)。

(一) 前部

主要有下列结构：

1. 硬腭

硬腭由上颌骨腭突和腭骨水平板构成。其周缘有牙槽骨弓，弓上有与牙根形态和数目相适应的牙槽窝。硬腭中线称腭正中缝，缝的前端有切牙孔。硬腭后外侧部平对上颌第三磨牙处，有腭大孔，腭前神经及腭大血管由此通过。腭大孔后方有腭小孔，有腭中、后神经和腭小动、静脉通过。

2. 蝶骨翼突

蝶骨翼突分为翼突内侧板和外侧板，两板之间为翼突窝。翼突内侧板下端尖锐，弯向外侧，称为翼突钩。

3. 颞下窝顶部

颞下窝顶部由颞骨和蝶骨大翼的颞下面构成。颞下窝向上通颞窝，经眶下裂通眼眶，经翼上颌裂通翼腭窝。

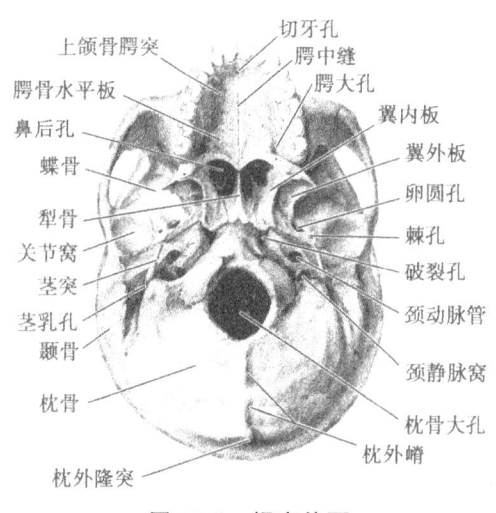

图 10-7　颅底外面

(二) 后部

从口腔专业的应用角度出发，应以茎突为中心进行描述，这是因为：① 茎突为一骨性标志，位于乳突的前内侧，手术时易于寻找；② 茎突浅面有面神经主干及颈外动脉通过，茎突深面邻近颈内动、静脉和第Ⅸ－Ⅺ对脑神经(图 10-8)，茎突有标志其浅面和掩护其深面大血管和神经的作用。

茎突为颞骨岩部下方伸出的锥形突起，指向下前方，正常长约 25mm，超过此范围者称为茎突过长。茎突的浅面有面神经和颈外动脉，面神经距茎突根部约 10mm。茎突根部的后外侧有茎乳孔，为面神经出颅部位。茎乳孔的后外侧为乳突。茎突根部的内侧有颈静脉孔，孔的外侧部有颈内静脉通过，孔的内侧部有舌咽神经、迷走神经和副神经出颅。颈静脉孔的前方有颈动脉管外口，分隔二者的骨板

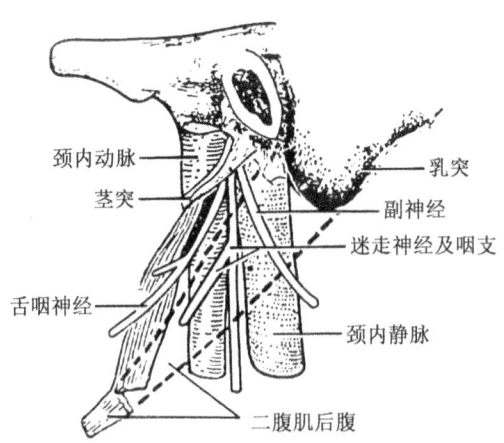

图 10-8 茎突深面及其深面结构的关系

下缘厚度约 1.8mm。

无论是颈内静、动脉还是第Ⅸ—Ⅺ对脑神经,它们均位于茎突深面,茎突有标志其浅面和掩护其深面结构的作用。颈静脉孔和颈动脉管外口的外侧,有鼓板向前内延伸,其下缘较上述两血管孔的下缘分别约低 5mm 和 2.5mm。在咽旁、颞下间隙进行手术时,可以茎突或鼓板为标志,来判断重要血管神经的所处位置,从而有助于手术的顺利进行。

(开封大学医学部 赵凯冰)

第三节 颅部解剖操作

一、解剖颅顶部软组织

(一) 切口

将尸体头部垫高,作面部正中矢状切口向后延续至枕外隆凸,并从颅顶正中作一冠状切口向下到耳根上方,在向下切开耳根前、后的皮肤,翻去头部所有剩余皮片。

(二) 解剖浅筋膜内结构

(1) 在前额找到前面已找出的滑车上神经和血管、眶上神经和血管,以及颅顶肌的额腹,向上追踪修洁直到颅顶腱膜的前部,注意颅顶腱膜的外侧缘越过颞线向下伸展到颞部。

(2) 向上追踪面神经颞支,同时修洁颞筋膜前部,如果在面部解剖时没有找出颧颞神经,这时可再继续寻找。

(3) 向上追踪颞浅血管和耳颞神经,追踪修洁时可看到包在颅顶腱膜伸展部中的耳前肌和耳上肌,它们有时连成一片,修洁这两块肌和全部颞筋膜。

(4) 在耳郭后面,追踪并修洁耳大神经、枕小神经、耳后血管、耳后神经和耳后肌。

(5) 将尸体翻转,面部朝下,在枕外隆凸处的浅筋膜中找出颈部上升的第三颈神经末支。在距枕外隆凸外侧 2.5cm 处切开浅筋膜,找出枕动脉和枕大神经,追踪它们到颅顶。

(三) 解剖帽状腱膜、腱膜下疏松结缔组织和颅骨外膜

(1) 从上向下,修洁颅顶腱膜的后部和颅顶肌的枕腹,注意不要损伤神经、血管。

(2) 在正中线切开颅顶腱膜,插入刀柄,检查其下的疏松结缔组织和颅顶肌前、后、左、右相连情况。分层仔细观察帽状腱膜、腱膜下疏松结缔组织和颅骨外膜。

二、开颅取脑

(一) 锯除顶盖

自眉间至枕外隆凸及在两侧耳郭之间纵行和冠状切开帽状腱膜,将 4 片帽状腱膜翻向下。在眶上缘上方 1cm 和枕外隆凸上方 1cm 的平面环形扎上细绳,并用笔沿绳画线一圈,沿线切开骨膜,并向上、下剥离,可见骨膜紧连于骨缝,松贴于颅骨。沿所画线先锯一浅沟,进而锯开颅骨并撬开颅顶盖,操作时注意不要伤及硬脑膜。

(二) 打开硬脑膜

(1) 沿正中线由后向前切开硬脑膜,可见上矢状窦,将内部血块除去。

(2) 沿上矢状窦两旁,用钝头剪刀剪开硬脑膜,再由两侧耳郭处向上剪开硬脑膜,直到上矢状窦两旁,将 4 瓣硬脑膜翻向下。

(3) 切断所有进入上矢状窦的大脑上静脉。在鸡冠处切断大脑镰,且向后拉。

(4) 切断进入直窦的大脑大静脉。

(三) 取脑

(1) 将头部移至解剖台的一端,使脑自然下垂,左手扶脑,用刀柄将嗅球自筛板分离,由鼻腔穿过筛板的嗅神经也随之离断。

(2) 依次切断下列诸结构:视神经——白色粗大,进入视神经管。颈内动脉——位于视神经外侧。漏斗——位于视神经后方的正中平面,连于下丘脑的脑垂体之间。动眼神经——位于鞍背两旁。滑车神经——位于动眼神经的外侧,被小脑幕游离缘遮盖,用刀柄翻起此缘,可见滑车神经。

(3) 使尸体头部转向左侧,切断进入横窦和蝶顶窦的大脑下静脉,将颞极自蝶骨小翼深面分离,轻揭右侧大脑半球,沿颞骨岩部上缘,用刀尖切开小脑幕的附着缘和岩部尖处的游离缘,不要切得过深,以免伤其深面的小脑。用相同方法处理左侧小脑幕。

(4) 使脑向后坠(不可用力搬脑,否则易在脑干处拉断),直到脑桥和延髓离开颅后窝前壁时,可见：① 三叉神经运动根和感觉根,在近颞骨岩部处穿硬脑膜；② 展神经在鞍背后面穿过硬脑膜；③ 面神经和前庭蜗神经进入内耳道；④ 舌咽神经、迷走神经和副神经从颈静脉孔离开颅腔；⑤舌下神经分为两股穿过硬脑膜进入舌下神经管。

(5) 依次切断上述左右两侧诸神经,在枕骨大孔平面切断脊髓和两侧椎动脉,然后使头部尽量后垂,轻轻取出延髓和小脑,全脑即可移出。

(四) 观察硬脑膜

移出脑后,仔细硬脑膜形成的大脑镰、小脑幕、静脉窦等结构。

(五) 解剖颅底内面

1. 解剖颅前窝

仔细去除筛板表面的硬脑膜,寻找极为细小的筛前神经及其伴行的筛前动脉。筛前动脉起自眼动脉,筛前神经为鼻睫神经的终末支,由筛板外侧缘中份入颅,前行,经鸡冠两侧的小孔出颅到鼻腔。

2. 解剖颅中窝

(1) 移出脑垂体。切开鞍隔前后缘,可见围绕脑垂体前后的海绵间窦,它们于海绵窦相通形成一环,切忌用镊子夹漏斗,以免伤及。切除鞍隔,由前向后将垂体由垂体窝用刀柄挑出,细心去除蛛网膜,分清前、后叶,后叶较小,被前叶包绕。

(2) 自棘孔处划开硬脑膜。暴露脑膜中动脉及其分支。

(3) 解剖海绵窦。

① 自蝶骨小翼后缘划开硬脑膜,寻找一短而窄的蝶顶窦,它通入位于垂体窝两侧的海绵窦。自颞骨岩部上缘剪开小脑幕附着缘,不要损伤三叉神经,观察岩上窦,该窦前通海绵窦,后通横窦。

② 自颞骨岩部尖的前面切除硬脑膜,暴露三叉神经节及眼神经、上颌神经和下颌神经。追踪下颌神经到卵圆孔,并观察穿卵圆孔的导静脉。追踪上颌神经到圆孔。追踪眼神经及其3个分支(泪腺神经、额神经、鼻睫神经),到眶上裂,鼻睫神经分出较早。去除海绵窦外侧壁时,可见窦内有纤细小梁网,网眼内有血块。

③ 保留动眼神经和滑车神经穿过硬脑膜的孔,追踪该两条神经至眶上裂,动眼神经尚未到达眶上裂时已分为;两支,勿用镊子夹神经,以免损伤。

④ 除去剩余的海绵窦外侧壁,颈内动脉位于窦内,交感神经丛围绕动脉壁。找出颈内动脉外侧的展神经,并追踪至眶上裂。

(4) 解剖岩大神级和岩小神经。细心翻起尚存在于颞骨岩部前面的硬脑膜。找寻岩大神级和岩小神经,它们均很细,注意不要当成结缔组织去掉。岩大神级由面神经管裂孔穿出,向前内行,经三叉神经节的后方到破裂孔,于岩深神经会合形成翼管神经。岩小神经位于岩大神级的外侧,行向下内,由卵圆孔旁的一小孔出颅入耳神经节。

(5) 将三叉神经节自颅底翻转向下,可见三叉神经运动根。

3. 解剖颅后窝

(1) 在一侧切开大脑镰下缘,观察下矢状窦。切开大脑镰附着小脑幕处,观察直窦,直窦前端接受大脑大静脉,后端一般通入左横窦,上矢状窦、直窦和左、右横窦汇合并扩大形成窦汇,位于枕内隆凸附近,并可在颅骨上见一浅窝。

(2) 自枕内隆凸向外划开横窦,然后向下和向前内划开乙状窦到颈静脉孔。观察乳突导静脉开口于乙状窦后壁的中份。

(3) 去除遮盖颈静脉孔的硬脑膜,但不要损伤舌咽神经、迷走神经和副神经。找出终于颈静脉孔前份的岩下窦。岩下窦位于颞骨岩部于枕骨基底部之间。

(4) 基底窦位于颅后窝的斜坡上。切开硬脑膜,检查基底窦时,勿损伤展神经。

(5) 观察辨认第 VI—XII 对脑神经根。

(开封大学医学部　赵凯冰)

扫码查看彩图

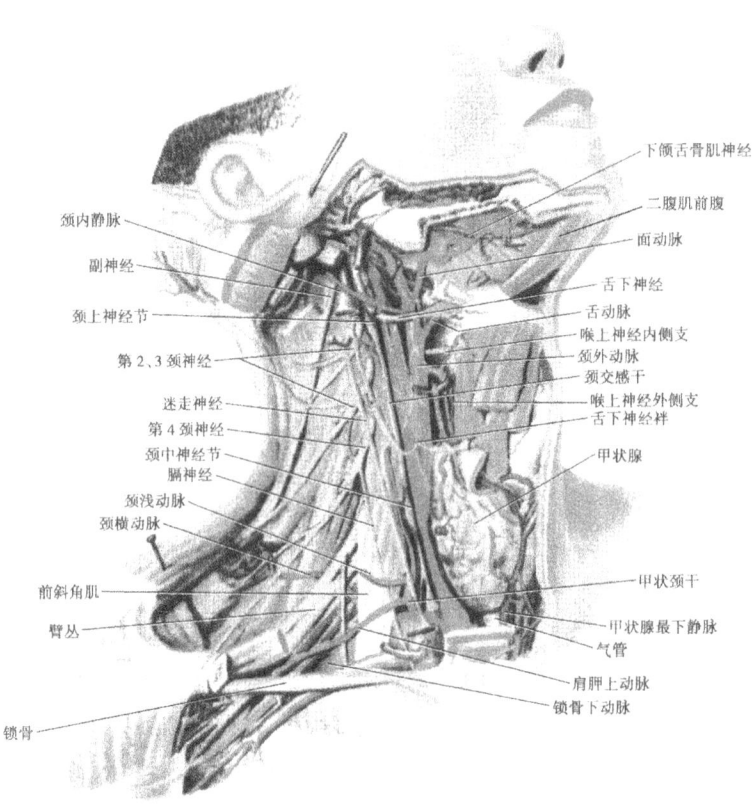

插页 1

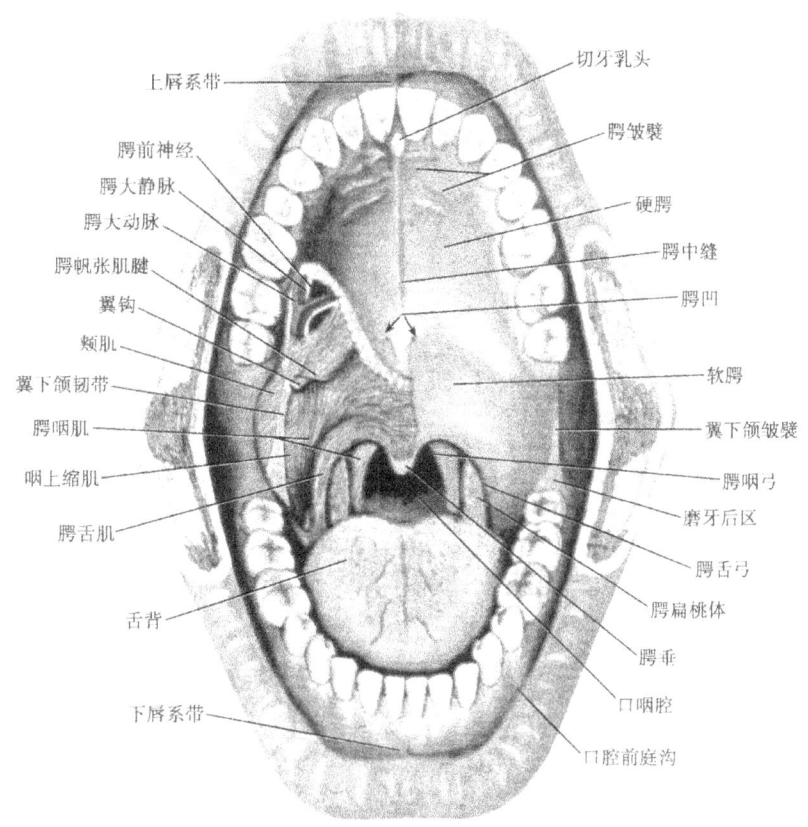

插页 2

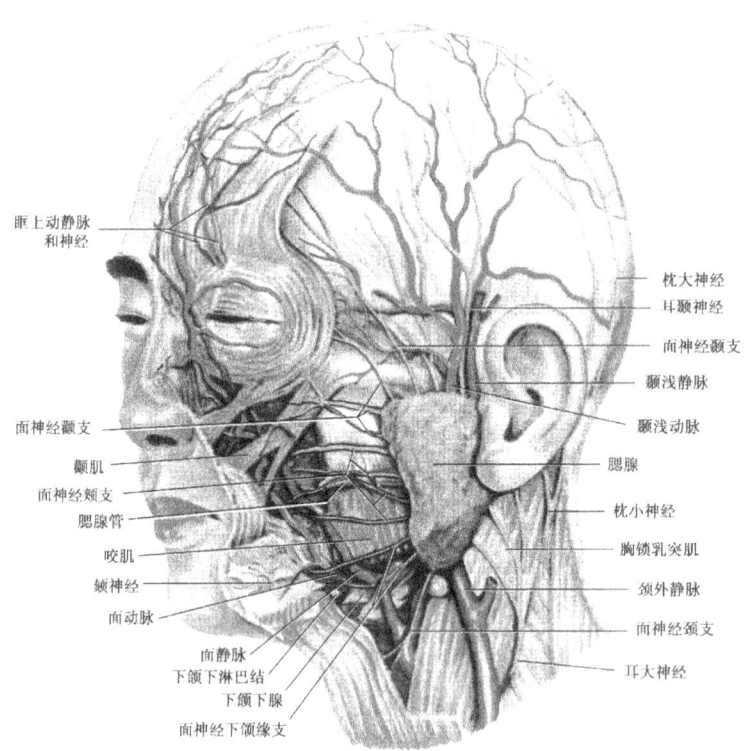

插页3

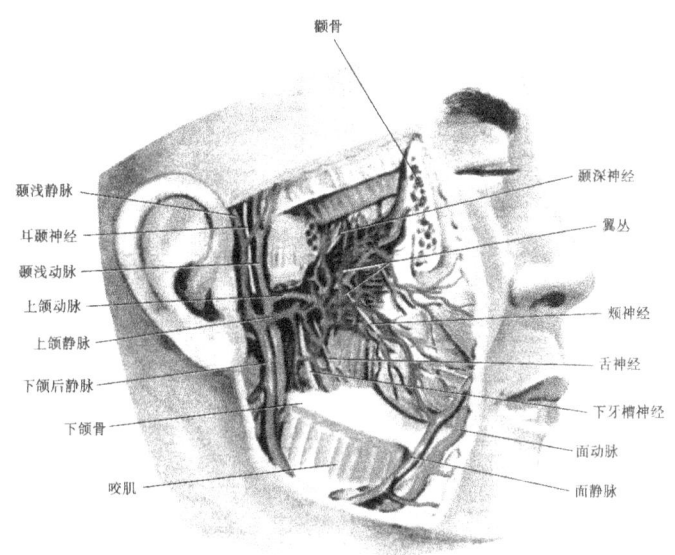

插页 4

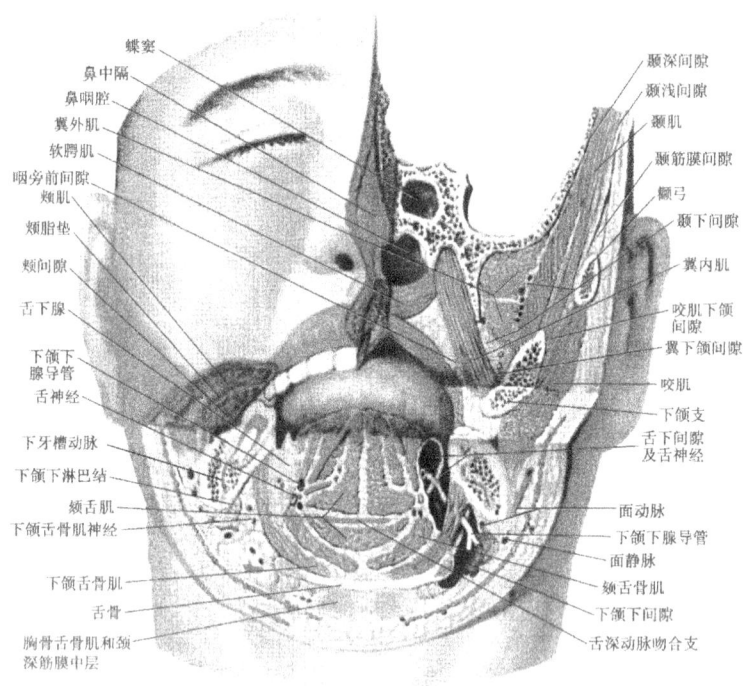

插页 5

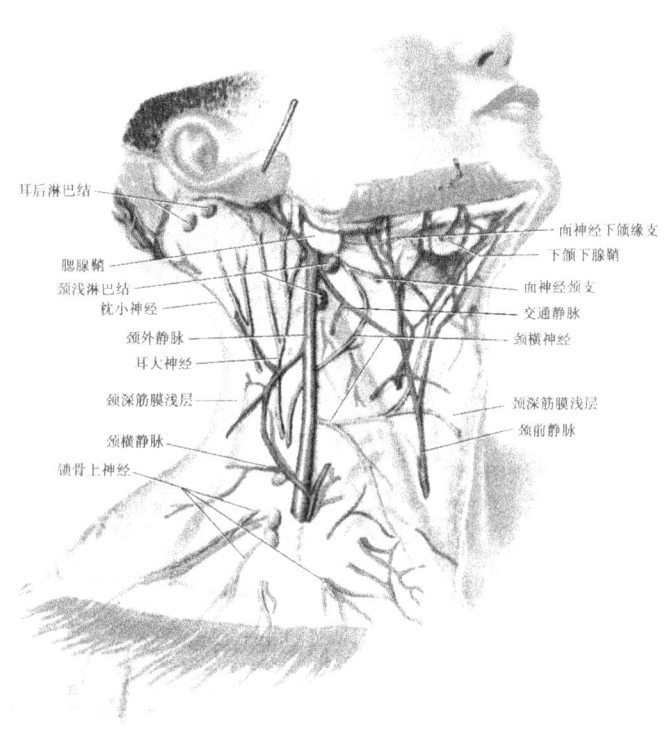

插页 6

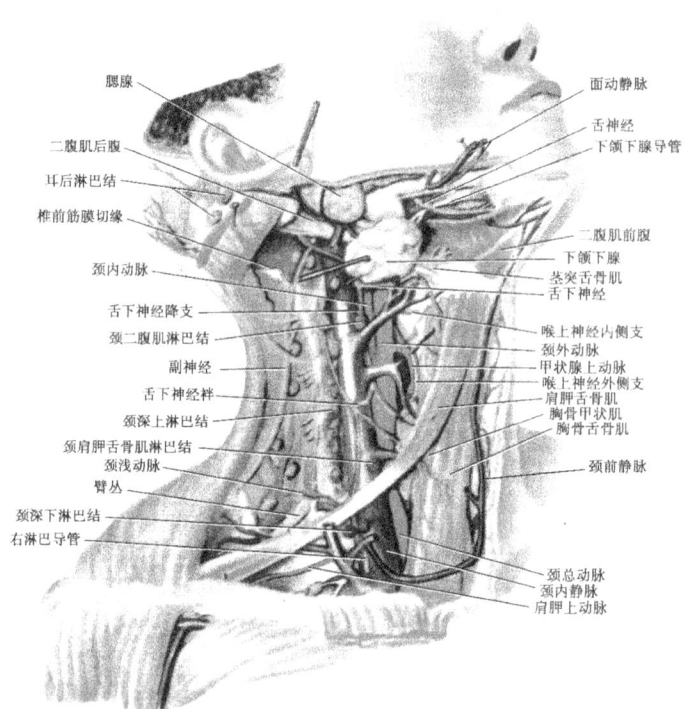

插页 7